颈性高血压与韦氏手法治疗

主　编

韦贵康　韦　坚

U0347963

上海科学技术出版社

图书在版编目（CIP）数据

颈性高血压与韦氏手法治疗 / 韦贵康，韦坚主编
. -- 上海：上海科学技术出版社，2022.8
ISBN 978-7-5478-5723-6

Ⅰ. ①颈… Ⅱ. ①韦… ②韦… Ⅲ. ①高血压－中医
治疗法 Ⅳ. ①R259.441

中国版本图书馆CIP数据核字(2022)第113123号

颈性高血压与韦氏手法治疗
主编 韦贵康 韦 坚

上海世纪出版(集团)有限公司 出版、发行
上 海 科 学 技 术 出 版 社
(上海市闵行区号景路 159 弄 A 座 9F－10F)
邮政编码 201101   www.sstp.cn
上海盛通时代印刷有限公司印刷
开本 787×1092   1/16   印张 9.25
字数 150 千字
2022 年 8 月第 1 版   2022 年 8 月第 1 次印刷
ISBN 978－7－5478－5723－6/R·2508
定价：48.00 元

内容提要

国医大师韦贵康教授从 1978 年起开展对脊柱病损的研究,重点开展颈椎性高血压与手法治疗的研究,诊疗数千例病例,最早提出了颈椎性血压异常的概念与手法治疗,弥补了我国在这方面的理论与技术空白。掌握此病发病规律与特点,以及病因病理、诊断与鉴别及治疗护理和预防措施,对此病的临床、科研、教学及产品研发,具有重要意义。

全书分为 7 章,分别阐述颈性高血压的病因病理、发病特点、临床检查、诊断与鉴别诊断、手法治疗、护理预防。其中对颈性高血压病理提出韦氏"六不通论";治疗颈性高血压以韦氏"六通论"为基础,遵循"顺生理、反病理"的治疗原则;在手法治疗上以图文相结合方式,展示了韦氏独特的理筋、调骨手法。本书是临床从事脊柱病损工作、科研、教学人员的重要参考书。

编委会

主　编

韦贵康　韦　坚

副主编

曹亚飞　陈小砖　韩　杰

主编秘书

刘　昊

编　委（以姓氏笔划为序）

韦　坚　韦贵康　冯启余　刘　昊　汤显能

李　峰　陈小砖　陈昌凤　陈紫薇　徐志为

唐武林　黄　勇　黄如娇　黄美蔼　曹亚飞

彭冬华　韩　杰

目录

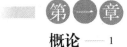

概论 —— 1

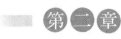

颈性高血压病因病理 —— 15

颈性高血压临床表现 —— 31

颈性高血压辨证与诊断 —— 43

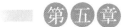

颈性高血压治疗原则与方法 —— 75

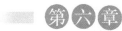

颈性高血压的护理 —— 113

第七章
颈性高血压研究基础 —— 123

第一章

概论

第一节／颈性高血压初识

一、概念

颈性高血压是继发性高血压的一种，又称为"颈椎性血压异常""颈椎性高血压""颈型高血压""颈源性高血压""颈椎病致血压异常"等，我们亦称之为"颈源性血压异常"，在临床较为常见，占高血压的 25% 以上。颈性高血压多由于脊柱力学不平衡而致肌力失衡，关节轻度位移，继发性血压上升。此病多由生活、工作等因素致使颈部肌肉劳损、僵硬及韧带钙化，牵拉压迫椎动脉及刺激颈交感神经，使其紧张、兴奋性增高；或者是由于颈椎骨质增生、颈椎退行性病变、椎体不稳、寰枢关节半脱位、颈椎椎间盘突出等原因，继发性的血压上升，出现头痛、头晕、心慌、失眠、头昏沉等症状，有的出现眼干眼涩、耳鸣耳聋、心慌胸闷等症状，多见于椎动脉型和交感神经型颈椎病。患者常常因伴随临床表现，无特异性，易被误诊为单纯高血压病，此类患者运用药物往往效果不佳。本病 X 线检查表现多为颈椎体骨质增生、椎体旋转、颈椎小关节增生等颈椎骨质和关节变化。颈性高血压的临床治疗主要针对颈椎病，常用推拿、肌肉松解法、针灸以及特定治疗手段。

二、临床特点

（1）分别具有颈椎病、高血压病的临床表现。病程长且发病缓慢，最常见的是颈项部疼痛、颈部僵硬感、颈部强直、活动受限、颈部肌肉痉挛、颈部活动困难等症状，有时还会出现捆绑感、颈部胀筋感、落枕感觉，偶尔还会出现头部偏向一侧、抬头及低头困难的情况；常伴有肩部、手臂、背部麻木及疼痛感觉，较严重时会出现运动和感觉障碍、痛觉过敏、手指麻木等；血压升高，引起头晕、头痛、视物模糊甚至是恶心、呕吐等症状。

（2）血压变化与颈椎病症状发作密切关联。患者出现颈椎痛、头痛或头晕时血压升高，头、颈椎症状缓解时血压亦随之下降，这一特点在起病初期尤为明显。随着病程时间变长，此特点将逐步减弱。颈椎病早期几乎都是可逆的，后期因骨质改变或韧带硬化、骨化，症状的可逆变化逐步变小。

（3）高血压之前有长时期为低血压或血压不稳。有人观察此过程为 5～30 年，70%～80% 变为高血压。故凡是颈椎病患者，如出现低血压或血压不稳，应想到其转变为高血压的可能性。脉压差小是早、中期颈性高血压又一特征，占该病的 70%～80%。如后期变为脉压差升高则提示伴发大动脉硬化。

（4）对降压药多不敏感。使用单纯降压药物效果不理想，但针对颈椎相关治疗，如中西医结合正骨治疗、牵引理疗等治疗效果显著。

（5）颈椎颈髓疾病，如出现偏头痛伴高血压，绝大多数为颈源性高血压，约 90% 属于寰枢关节半脱位或颈椎失稳。此类患者经手法治疗多可康复。

（6）动态血压观察，如果发现在进行牵引、手法等治疗时，血压可下降 25～30 mmHg，这种现象具有绝对诊断价值。但也有的患者此时反出现升高 25～30 mmHg，亦不能排除颈源性高血压，甚至可作为诊断依据之一。在针对颈椎治疗时，血压可随治疗下降，但停止治疗之后血压又再次升高，则应考虑与颈椎骨性改变难以消除的情况。

（7）高血压与颈椎失稳、椎间关节错位、椎体偏歪或滑脱多成正比，即颈椎失稳越严重，滑脱越大，高血压的情况越重。但与骨质增生程度，尤其椎体前缘增生多不成正比，而成反比者高达 60%～70%，分析认为应该是骨质增生或前纵韧带骨化增强了脊柱稳定性，从而减少了对神经血管的刺激。

三、诊断标准

目前尚无"教科书级"的统一标准，比较公认的标准是符合如下几条可诊断为颈性高血压。

（1）有颈椎病的表现，符合颈椎病诊断标准。

（2）血压升高，符合高血压病的诊断标准。

（3）血压的波动与颈椎病的缓急有关系。

（4）排除可引起血压异常的其他病因，且按照原发性高血压服用降压药物治疗效果不佳。

（5）经正骨手法、牵引理疗等颈椎对症治疗后，血压有所好转或恢复正常。

四、病理机制

颈椎病分颈型、神经根型、脊髓型、椎动脉型、交感神经型、混合型、其他型 7

种类型。脊髓型、交感型颈椎病高血压患病率高,以颈椎失稳和寰枢关节失稳或半脱位最高,高血压发生率分别为 46%、44%。其他型颈椎病也都可能因自主神经和血管受累、体液因子的变化影响血压,其影响机制可能与以下几方面有关。

(1)颈交感神经节有部分纤维分布于心肌及心冠状动脉,形成心浅丛和心深丛。故而当交感神经的兴奋性增高时,心跳加快,心排血量增多,导致血压升高。当颈椎有病损时,刺激颈交感神经,使颈内动脉神经与椎动脉神经兴奋性升高,使丘脑下部后部的缩血管中枢与延髓外侧的加压区受到影响,不断发出异常冲动,引起血压升高;颈椎椎管狭窄、颈椎间盘突出压迫椎-基底动脉及颈部交感神经受刺激可引起继发性椎-基底动脉缺血,导致脑内供血不足从而引起血管调节中枢功能紊乱,最终导致血压异常。

(2)颈部增生的骨赘、钙化的韧带、颈椎椎管狭窄、椎间盘突出等可能对颈交感神经和颈神经根产生直接或间接地压迫、激惹作用,使其兴奋,通过交感神经反射,引起血压升高。

(3)颈脊髓受压引起脊前动脉缺血,造成侧角内交感神经细胞功能障碍,导致心脑血管舒缩失常是脊髓型颈椎病引起心率失调和血压升高的主要原因。

(4)自主神经受累引起继发性神经-体液变化。椎动脉型颈椎病和脊髓型颈椎病患者血液内神经肽类物质神经肽、内皮素、血管紧张素Ⅱ含量明显高于正常对照者,而降钙基因相关肽、NO 的含量则低于正常,经过治疗或手术后,患者血浆内皮素、神经肽含量降低,降钙基因相关肽含量升高。血管紧张素Ⅱ、内皮素、神经肽都是缩血管物质,降钙基因相关肽、NO 为舒血管物质,在颈椎病患者中,具有收缩作用的体液因子含量高,而有舒张作用的体液因子含量水平较低,可能引起血管张力增强,外周阻力升高,血压升高。

(5)也有一些观点认为高血压可能是引起颈椎病的重要原因之一。其发病机制为,血压升高引起全身细小动脉痉挛、硬化、狭窄,椎动脉受累后颈椎及其周围组织的血液供应障碍,从而引起椎体椎间盘、韧带、关节软骨等退行性改变,当劳损、姿势不当引起颈椎等组织结构应力改变时,更加剧了颈椎软骨组织退行性变和刺激骨关节增生肥大。因而血压升高提早和促进了颈椎病的发生。

五、解剖研究

1. 椎间结构与颈椎相关疾病的解剖研究

段俊峰等应用18具成人尸体,在椎间联结完整和人工破坏椎周软组织的情况下,分别观察颈椎各向运动时的错位情况及错位对相关组织的影响。结果发现椎间联结破坏后,颈椎伸屈大于40°时可致前后滑脱式错位;旋转运动大于30°时可使椎间孔变形变窄,椎间孔变窄1/3时神经根受到刺激,变窄到1/2时神经根受到压迫。颈椎侧屈大于30°时,钩椎关节发生侧摆式错位,使椎动脉和交感神经受到影响。椎体前后滑脱式错位超过23 mm时,可使已有椎管狭窄的脊髓受到压迫。他们认为在已有损伤、退行性改变的脊椎运动时可引起错位,而错位是引起脊椎病发病的主要原因之一。

2. 交感神经与颈椎相关疾病的解剖研究

顾韬等研究发现在颈椎后纵韧带上分布有丰富的感觉神经纤维和交感神经节后纤维,交感神经节后纤维在颈后纵韧带上的分布密度具有区域性变化。在颈椎间盘外环亦有极少量的交感神经节后纤维分布。他们初步认为,颈后纵韧带上交感神经纤维是感受以椎间盘退变为基础的病理刺激,椎间盘退变等病理因素直接刺激引起颈交感神经节的兴奋性紊乱可能是引起颈源性疾病的因素。

第二节 中医学对颈性高血压的认识

现今中医学没有确切的病名与颈性高血压对应,根据其临床症状可归属于"颈项痛""眩晕""头痛""痹症"等范畴。认为本病的病位在肝、肾、膀胱经脉和太阳经筋以及督脉。病理因素广泛涉及气、血、痰、湿、风、寒、虚、损等,发病与督脉、太阳经脉失煦有关。督脉走行颈部,头顶百会穴三阳五会,故颈椎椎体错位导致督脉气血不通、厥阴经气血不畅、太阳经、少阳经经气循行受阻,所以清气不升,浊气不降,影响气血的正常流注,患者出现头晕、头痛的症状。调整颈椎错位及头顶放血,椎体复位,疏通经脉,达到骨正筋柔,气血流畅,则气血循环有度,血压恢复正常。且也与年老体衰、气血瘀滞、风痰袭扰、痰湿阻络关系密切。以肝肾阴虚,气血衰少为本;风寒湿邪侵袭,痹阻经络,气滞血瘀痰凝为标。

1. 从劳逸损伤立论

《素问·宣明五气论》曰:"久卧伤气,久坐伤肉。"《素问·举痛论》曰:"劳则气耗。"认为过劳及过逸都是引起颈性高血压的重要因素。

2. 从气血亏虚立论

《灵枢·口问》曰:"上气不足,脑为之不满,耳为之苦鸣,头为之苦倾,目为之眩。"《景岳全书》根据此理论提出"无虚不作眩""当以治虚为主"的观点。

3. 从肾精不足立论

因禀赋不足或年老体衰,肾脏不能"纳五脏之精气而藏之",以致督脉空虚,髓生不足,引发此病。

4. 从风痰袭扰立论

《素问·至真要大论》曰:"诸风掉眩,皆属于肝。"《丹溪心法》亦有"无痰不作眩"之论。指出此病与肝风内动,上扰清窍有关。

5. 外因多从气滞血瘀立论

颈部外伤、劳损或外感风、寒、湿邪,以致气血瘀滞,经络痹阻而为病。其病变部位在筋、在骨、在经脉,病变以虚实夹杂,以实为多。

第三节 / 研究颈性高血压的理论价值和临床实践

一、理论价值

随着人们工作和生活方式的改变,颈性高血压患者近年来有不断增长的趋势,国内虽然早有"颈性高血压"的提法,但是对其概念、分类的表述尚没有统一的标准。目前临床对于这一疾病还缺乏流行病学统计,其发病机制还未完全明确,颈椎病继发血压升高的病理、生理机制尚有待进一步探讨与阐明。现在关于颈性高血压的报道,多据临床观察,没有统一的诊断标准。X线片不能诊断颈性高血压,只能作为诊断颈椎病的依据,进一步诊断还需要临床医生。其次没有相应的规范,报道数据欠妥、缺乏科学性。颈性高血压的临床治疗方法林林总总,都是以综合疗法为主,临床很难比较孰优孰劣,疗效评估方法鲜有报道。因此,为其制定客观的临床疗效评估标准也是当务之急。相信随着科学技术的进步,更多的研究人员参与此项目,从神经解剖学、神经生理学、神经生化学、生物力学等领域的不断探索,对于颈性高血压会有一个更好的、系统的、科学的规范。

二、临床实践

颈性高血压的治疗主要是针对颈椎病进行治疗,进而达到解除原发性因素,降低血压的目的。主要分为以下几种治疗手段。

1. 手法治疗

对颈椎骨关节错位、肌痉挛等用手法治疗。常用的手法包括脊柱定点旋转复位法、摇正法、点穴法、按摩法等,效果良好。手法禁忌:严重心脏病慎用;颈椎骨结核、骨肿瘤者禁用;年老体弱骨质疏松者慎用。韦贵康教授认为在颈性血压异常的临床治疗中,总结出通脊调骨、扶正逐瘀,从病理"六不通"到治疗"六通论",即"正则通、松则通、顺则通、动则通、调则通、荣则通"。在治疗上注重内养外调、全面调整机体阴阳平衡,遵循"顺生理、反病理"的治疗原则,调节骨缝、活动关节、扶正移位、理通经脉、荣和脏腑、柔顺筋肉,从而达到治疗目的。龙氏正骨手法治疗 79 例颈性高血压患者中的总有效率达 94.94%（75/79），具有较为理想的稳定治疗作用，疗效显著，在临床上具有较高的推广及应用价值。骆大富等采用仰卧拔伸颈椎定点旋转复位法治疗颈椎病性高血压 56 例，痊愈 40 例，有效 15 例，无效 1 例。马界等采用特定针灸手法治疗颈源性高血压患者 60 例，显效 7 例（11.7%），有效 44 例（73.3%），总有效率达到 85%。万玲霞运用定位旋扳手法治疗配合手法整复（滚法、拇指揉法、两点一面提捏法）、点按枕外隆凸旁及枕后小肌肉，治疗颈性高血压 30 例，治愈 14 例，好转 13 例，未愈 3 例，总有效率达到了 89.9%。李军教授认为颈椎病的根源实为颈项肌肉劳损，特自创"托腮抬头法"和"特制颈椎枕"，通过主动锻炼颈项部肌肉使颈椎两侧受力平衡，最终逐渐使颈椎回归解剖位置。

2. 药物治疗

中医学中针对瘀结型、肝热型、阴虚阳亢型和气阴两虚型等不同的类型，分别给予行气活血、清热平肝、育阴潜阳和益气养阴等中药方剂治疗。也有适当应用西药降压制剂，尤其当血压>24/14.7 kPa 时，可适当服降压药 2～3 日，待血压略降后再做手法等其他治疗为宜。王荣华在临床治疗时，依据辨证施治的原则给予相应中药方剂治疗颈性高血压：① 肝肾亏虚为主者，应用天麻钩藤饮随证加减，以平肝熄风，清热活血，补益肝肾。② 痰浊中阻、清阳不升者，应用半夏白术天麻汤加减，此为温凉并济，补泻兼施之剂，为气虚痰厥，头痛眩晕之专方。③ 筋脉痹阻、气血瘀滞者，应用桃仁四物汤化裁以主之。结果显示 50 例患者中，痊愈 24 例（48%），显效 15 例（30%），有效 10 例（20%），无效 1 例（2%），总有效率 98%。

3. 针灸、小针刀等其他疗法

针刺颈部夹脊穴治疗颈性高血压的穴位选取以上颈段为主，这种方法增加椎动脉的血流量，改善颈上节的刺激症状，降低交感神经的兴奋性，降低血压。颜少敏治疗椎动脉型颈椎病高血压 60 例，电针组 30 例中，临床控制 2 例（6.67%），显效 16 例（53.33%），有效 10 例（33.33%），无效 2 例（6.67%），总有效率为 93.33%。纯针灸组 30 例中，临床控制 1 例（3.33%），显效 13 例（43.33%），有效 12 例（40%），无效 4 例（13.33%），总有效率为 86.67%。小针刀松解痛性硬结和钙化的项韧带，从而改善局部微循环，使组织供氧增多，促进炎症吸收,增强了组织再生能力。张泽云用小针刀治疗 60 例颈性高血压病患者,结果显示治疗组治愈率为 46.6%,总有效率为 90%。小针刀治疗颈性高血压病是一种安全、有效的新方法。

4. 牵引理疗、封闭疗法

用枕颌布托牵引,牵引角度(牵引力线与坐位垂直线夹角)为 15°~30°,牵引重量 8~18 kg,10~15 分/次,可连续作 1~2 周为 1 个疗程。超短波、红外照射等理疗方法对改善局部循环、消除无菌性炎症也有一定作用。对于无菌性炎症较重,关节囊肿胀比较明显的,应考虑进行关节囊封闭治疗,药物可以直达病变部位,起到迅速消除无菌性炎症及关节囊肿胀,恢复颈部正常活动的作用。

5. 热敷疗法

彭欣辉运用颈椎热敷疗法治疗颈椎病相关性高血压 102 例,显效 12 例(11.8%),有效 83 例(81.4%),无效 7 例(6.9%),总有效率达 93.1%。

6. 综合疗法

王艳红等采用治疗颈椎病药物,配合颈椎牵引、按摩、理疗等治疗颈型高血压 14 例,血压全部降至正常。郭锋等采用星状神经节注射为主配合颈部软组织小针刀松解等综合治疗颈源性高血压 112 例,痊愈 70 例(62.5%),明显好转 32 例(28.5%),好转 10 例(9%)。李秀玲等采用常规降压药内服,颈椎定点伸引术结合肌肉起止点推拿疗法治疗颈源性高血压 106 例,治疗前后症状积分和血压指数比较 $P<0.01$。王佩琛等以推拿手法为主,配合理疗或中药内服、外治等治疗颈源性高血压 72 例,痊愈 47 例(65.3%),显效 8 例(25%),无效 7 例(9.7%),总有效率 91.3%。

7. 肌肉起止点疗法

李秀玲等采用肌肉起止点疗法治疗颈源性高血压 53 例,是通过反阿是穴治疗疼痛的一种方法,即反阿是穴和阿是穴分布在同一块肌肉或互为相连接的肌肉上,若阿是穴位于肌肉的起点(止点),则反阿是穴位于肌肉的肌腹或止点(起点)或反之。此疗法应用点穴、拿捏、弹拨颈肩部肌肉,解除局部肌肉痉挛,促进血液、淋巴液的循环,加速代谢产物的排放,减少自由基的生成,提高局部组织痛阈,达到缓解神经的卡压与刺激,从而缓解颈部症状,进而使血压下降。

8. 手术疗法

对个别病例,如骨质增生明显,压迫椎动脉与交感神经或颈椎滑脱、失稳等,经上述治疗疗效不明显,严重影响正常工作与生活者,可考虑手术治疗。尤其脊髓型颈椎病,有影像学支持表明脊髓已经受损时,是符合手术适应证的。

第四节 颈性高血压研究与展望

从现阶段来看,颈性高血压还没有引起人们足够的重视。现今有关颈性高血压的临床治疗和实验研究的报道越来越多,虽然这些研究也取得了一定可观的成果,但其发病机制还并没有完全明确。颈源性高血压能否作为继发性高血压的一种,颈椎病继发血压升高的病理、生理机制尚有待进一步的探讨和阐明。目前存在的主要问题如下。

(1)概念含义模糊,临床症状、体征及 X 线或 CT 或 MRI 影像学检查结果符合颈椎病且伴有血压升高表现的诊断,包含了颈性高血压、颈椎病合并高血压和高血压病合并颈性高血压这三种情况。

(2)颈性高血压的治疗手段以针灸、推拿、中医综合手段等经验性治疗为主,多针对颈椎病相关症状治疗达到缓解或控制血压升高的目的,辨证分型、施治方药、取穴、运用手法及操作步骤并没有规范化,可重复性较差。

(3)疗效评估不统一,治疗前后观察指标评定标准不同,可比性差。对于本病今后的研究,应在遵循中西医结合思想的指导下,规范疾病的名称、概念,制定统一的诊断、分型和疗效评估标准及技术操作规范,充分利用现代影像医学、超声医学、神经生理学、神经病理学、分子医学和心电医学等技术,加强多学科合作,严格科研设计,广泛开展基础、临床及循证研究,从导致颈椎病发病的"机械压迫""炎症刺激"和"免疫反应"等角度,进行多中心、大样本的临床及试验研究,进一步揭示枕颈部病变、颈部关节失衡、颈部生理曲度、椎体、椎间盘及韧带等解剖形态的退变及病变、失衡和退变后的继发反应与血压变化之间的关系,在执行统一规范的治疗目标、治疗策略、治疗原则的前提下,动态观测、客观评估不同治疗手段的治疗效果,为本病的临床诊治提供科学合理的证据。

参考文献

[1] 潘之清.实用脊柱病学[M].济南：山东科学技术出版社,1996.

[2] 周学龙.手法治疗颈椎性高血压的临床体会[J].广西中医药,1997,20(7)：7－8.

[3] 韦贵康,贺俊民,陈忠和.旋转复位法治疗颈椎性高血压104例远期疗效观察[J].中医杂志,1988,29(12)：53－54.

[4] 韦贵康.颈椎性血压异常发病特点与中医治疗[J].广西中医学院学报,1999,16(4)：38－40.

[5] Tdsman AC, Westerink BH, Van-Veldhuisen DJ, et al. Direct interaction between the sympathetic and rennin-angiotensin system in myocardial tissue：a microdialysis study in anaes-thetized rats[J]. J Auton Nerv Syst, 2000：78(2－3)：117－121.

[6] 杜协彬,张军.椎动脉型颈椎病患者中缩血管活性肽类物质的变化及意义[J].中国骨伤,2003,16(5)：262－263.

[7] 周巍,骆俊民,王亚正.浅谈颈椎病与高血压的关系及康复治疗：附50例临床分析[J].中国中医骨伤科杂志,1994,2(6)：26－27.

[8] 段俊峰,段昕,宁俊忠.颈椎病及其相关疾病的解剖学研究[J].颈腰痛杂志,2006,27(2)：93－94.

[9] 顾韬.颈后纵韧带交感神经分布特点及在颈性眩晕中作用的初步研究[J].第二军医大学硕士学位论文,2006,4：1－54.

[10] 李金虎,朱燕蓉,黄勇.颈性高血压诊治国内研究现状[J].中国临床保健杂志,2014,17(6)：670－672.

[11] 冯天有.中西医结合治疗软组织损伤[M].

北京：人民卫生出版社,1977：8.

[12] 刘建航,韦贵康,徐志为,等.韦贵康教授"六不通论"和"六通论"诊治颈源性血压异常的临证经验[J].中国全科医学,2016,19(16)：1972－1975.

[13] 龙喜,冯丹,胡朝耀,等.龙氏正骨手法治疗颈源性高血压疗效观察[J].国际医药卫生导报,2018,24(13)：1979－1981.

[14] 骆大富,石凌辉,李上县,等.手法治疗颈椎病性高血压56例[J].按摩与导引,2007,23(9)：33.

[15] 马界,邹景霞.特定手法治疗颈源性高血压病60例临床观察[J].四川中医,2012,30(4)：102－103.

[16] 万玲霞.旋扳复位法治疗颈性高血压30例[J].实用中医内科杂志,2012,20(10)：94－95.

[17] 孙明涛,李军.李军教授治疗颈源性高血压[J].吉林中医药,2018,38(10)：1139－1142.

[18] 王荣华.中药方剂治疗颈源性高血压50例的观察和体会[J].中医中药,2013,11(2)：274－275.

[19] 曹玲,侯广云,范文双.针刺颈部夹脊穴治疗颈源性高血压的疗效分析[J].针刺研究,2007,32(6)：195－198.

[20] 颜少敏.电针治疗椎动脉型颈椎病高血压30例[J].福建中医药,2009,40(4)：20－21.

[21] 毛晓芬.颈椎病的治疗与分析[J].中国疗养医学,2009,18(1)：32.

[22] 张泽云,张谦.小针刀治疗颈源性高血压病的临床研究[J].泰山医学院学报,2007,28(7)：513－514.

[23] 袁汉,郑光亮,左慧荣.牵引推拿治疗颈源性高血压31例[J].按摩与导引,2001,17(3):9-10.

[24] 彭欣辉.热敷疗法治疗颈椎病相关性高血压102例疗效分析[J].中国临床研究,2011,24(1):36.

[25] 王艳红,世慧娜.颈型高血压的诊治体会[J].现代预防医学,2007,34(7):1394.

[26] 郭锋,吴素蓉,林爱民,等.颈源性高血压112例治疗体会[J].实用医技杂志,2010,17(9):858.

[27] 李秀玲,杜磊,李藏芬,等.颈椎定点伸引术结合肌肉起止点疗法治疗颈源性高血压[J].中国康复,2010,25(2):112-114.

[28] 王佩琛,王昌盛.手法治疗颈源性高血压72例分析[J].河北医学,2009,15(11):1324-1325.

[29] 姜亮,刘忠军,党耕田,等.高龄脊髓型颈椎病的手术治疗[J].中华骨科杂志,2001,21(1):27-29.

第二章

颈性高血压病因病理

第一节 / 颈性高血压应用解剖与临床意义

颈椎结构具有适应性、复杂性、不稳定性和脆弱性。

1. 结构特点

（1）颈 3~颈 7 共同特点：椎体横径大于矢状径，椎管呈三角形，横突有孔，内有椎动脉通过，棘突分叉，有钩椎关节，两个椎骨间构成 5 点联结，保持内在平衡，即关节突关节 2 点，钩椎关节 2 点，椎间盘 1 点。这些平衡受到破坏，就会引起临床症状。

（2）颈 1、颈 2 特点：颈 1 也称寰椎，无椎体，无棘突。颈 2 也称枢椎，椎体形成齿状突，棘突特大。颅骨至颈 1 与颈 1、颈 2 之间无椎间孔，而且由于转动频繁，使椎动脉与相伴的交感神经容易发生扭曲。这些特点提示，上颈段相对失稳，容易病损。

2. 颈交感神经特点

（1）分布：由胸髓与上段腰髓节段发出交感神经纤维，一般进入颈 6 横突孔，沿椎动脉壁上行至颅腔，居下丘脑（自主神经中枢），其分支以链形式可到钩椎关节附近，分支到上肢动脉壁，交感神经主干、分支及链属于交感神经干。

（2）神经节：颈上神经节，呈棱形，长约 2 厘米，相当于颈 2、颈 3 水平，分布侧眼部、咽部、心脏浅丛为主；颈中神经节，神经节中最小，相当于颈 5、颈 6 水平，分布到甲状腺、食道、气管、心脏浅丛为主；颈下神经节，也称星状神经节，中等大小，相当于颈 6、颈 7 水平，主要分布心脏深丛等。

（3）中枢：交感神经中枢由高级中枢（也称次高级中枢）与低级中枢组成，与副交感神经中枢同居下丘脑；低级中枢在胸 1~腰 3 脊髓节段外侧柱。

从以上特点可以看出，一方面由于上颈段失稳容易形成病损，另一方面临床病情严重程度与交感神损伤部位有一定关系。

第二节 / 颈性高血压病因

　　引起颈椎性血压异常(升高或降低血压)的发病机制目前尚未清楚,综合目前中医各行正骨学专家的经验和看法,现初步认为其是颈椎外伤、劳损、炎症、退行性改变等诸多致病因素导致的。该病的发生,主要原因为颈部骨骼的正常解剖结构遭到破坏,致使颈椎与头胸连接关系变异,出现因颈部各椎体连接的椎间盘各组织失稳或错缝、解剖位移,或固定上下椎体小关节面、关节囊的组织韧带松弛,关节错位处由于压迫炎性刺激出现局部和周围肌肉组织肌痉挛收缩,局部血液循环减弱,继而导致颈段颅内椎管神经异常放电,出现颈性血压异常性升高,以上各种病因改变皆可直接或间接刺激颈交感神经、颅内神经元、颈椎椎管,颈内血管及平滑肌痉挛引起血管舒缩中枢功能紊乱,从而出现因颈部综合症状所出现的中枢性血压异常。

　　以上致病因素可单独引起颈性血压的异常,也可通过对颈椎生理曲度的改变而起作用,最终作用于交感神经及颈内、心脏血管,从而导致颈性血压异常。明确了颈椎性血压异常的病因,才能对损害的性质和程度作出比较全面的治疗判断,从而对下一步手法整复、疾病的治疗有着重要的指导意义。

　　早在《内经》中就指出"骨为干,脉为营,筋为刚,肉为墙""刺骨无伤髓",骨与骨连接处称为"节",关节中有"关节液""刺关节中液出,不得屈伸""诸筋者皆属于节""宗筋主束骨,而利关节也",阐述了解剖、生理、病因、病理、诊断及治疗等基本理论详述了运动系统解剖生理知识,指出"若夫八尺之士,皮肉在此,外可度量切循而得之,其死可解剖而视之"。

　　在病因病理和辨证论治中,《素问·生气通天论》指出"因于湿,首如裹。湿热不攘,大筋软短,小筋弛长,软短为拘,弛长为痿"。说明肢体部分筋脉痉挛缩短,可影响骨关节的连接与发育,继而造成畸形。隋代巢元方编撰的《诸病源候论》探求诸病之源、九候之要,载列证候 1 720 条,为我国第一部病因病理专书,该书已将伤科病列为专章,其中有"金疮病诸候"二十三论、"腕伤病诸候"九论,还有对痹痛、腰腿疼和疽等证候的论述,也是骨科第一部内容较丰富的病因证候学著作。晋代陶弘景《肘后百一方·三因论》中将病因归纳成三类:"一为痰,二为外伤,三为他犯。"唐代蔺道人《仙授理伤续断秘方》载骨与关节移位的治疗,强调用手法整复,并指出复位前要去用手摸伤处,识别骨关节错位情况,采用拔伸、捺正等手法,曰"凡认损处,只要挤摸骨关节平正,不平正便可见",次复为"手摸心会"的诊断方法。宋代陈无择《三因极一病证方论》提出了"三因学说",认为六淫邪毒侵袭为外因,情志所伤为内因,而饮食劳损、跌打损伤为不内外因,一方面指出了损伤的病因不同于七情内因和六淫外因而属于不内外因,另一方面又指出不内外因仍属外因或内因的范围,互相兼并,交错在一起。

现将颈椎性血压异常的病因分为外因和内因两个方面来介绍。

一、外来因素

颈部骨关节损伤的外因是指从外界作用于人体而致使损伤出现临床症状等的因素。

1. 外力伤害

外力作用可以损伤人体的皮肉筋骨而引起各种损伤,如跌扑、坠堕、撞击、闪挫、扭捩、负重、劳损等所引起的损伤,都与外力作用有关。根据外力的性质不同,可分为直接暴力、间接暴力、肌肉强烈的收缩和持续劳损等四种。外伤是颈椎病发生的直接因素,往往在外伤前人们已经有了不同程度的痉挛,使颈部椎体软组织处于高度危险状态,从而外伤直接诱发症状的发生。

(1)直接暴力:直接暴力导致头颈部肌肉、神经、血管及骨骼连接的椎体在外力直接作用下产生症状,如跌扑、撞击、挫伤,颈椎关节移位、寰枢关节半脱位等。

(2)间接暴力:间接暴力导致的头颈部椎体、软组织损外伤发生在引起外力直接作用的部位,如传达暴力、过度扭转、过度旋转,引起颈部软组织小关节间韧带炎症痉挛,导致症状的发生。

(3)不良姿势:不良的姿势是颈椎损伤的另外一大原因。长时间低头伏案工作,或躺在床上侧方看电视、看书,喜欢使用高枕,在行驶的车上睡觉时过度屈伸颈椎,闲暇时间经常低头看手机,向前"探头"打游戏等,这些不良的姿势均会使颈部肌肉处于长期的疲劳状态,容易成为颈性血压异常的诱发因素。

(4)持续慢性劳损:在颈椎性血压病的发生发展过程中,慢性积累性损伤是骨关节软组织损伤最常见的原因之一。长期的局部肌肉、韧带、关节等的损伤，导致引起局部出血水肿，发生炎症改变，持久过度用力，被动强迫位等均可使颈肩部的筋骨受到持续或反复的牵拉，关节韧带反复的摩擦而造成进一步的损伤加剧，在病变的部位逐渐出现炎症机化，并形成骨质增生，从而影响局部神经及血管，导致颈部临床症状的发生。

2. 外感六淫及邪毒感染

外感六淫及邪毒感染均可致筋肉关节等发生疾患，例如，夏日办公室内伏案工作，颈项部暴露在外，空调过冷夹湿，邪气侵入人体肌表毛孔，病邪从表入里，引起颈项部肌肉和筋膜，出现疼痛，活动不利。说明各种损伤原因风寒湿邪乘表入里，损害人体机表，而局部经络阻塞，气血运行不畅，导致肌肉挛缩，关节各部活动运动降低或减弱。正如《伤科补要》所说："感冒风寒，以患失颈，头不能转。"

此外，邪毒感染（炎性感染），如风温时邪侵入人体，咽喉腔因咽腔与颈椎前方毗邻，两者仅间隔薄薄的一层软组织，局部炎性感染使颈椎局部韧带炎症从而致经颈部小关节松动出现临床症状。

3. 附近脏器组织炎症的影响

附近脏器组织炎症通过淋巴或血液时，有丰富神经末梢的韧带、滑膜及关节束等组织，产生渗血、充血，导致肌肉及韧带关节束松弛或挛缩而致疾。如上呼吸道感染、颈部淋巴结炎、腮腺炎、中耳炎等引起或诱发颈椎病，从而出现血压升高或降低的异常变化。

二、内在因素

内因是指人体内部的影响而导致损伤病变的因素，颈性血压异常的发生无论是急性损伤造成或慢性劳损内伤成外伤造成，其中，主要是外力伤害等外在因素所致，但也存在不同的内在因素和一定的发病规律。《灵枢·百病始生》："风雨寒热不得虚，邪不能独伤人。""此必因虚邪之风，与其身形，两虚相得，乃客其形。"《素问遗篇·刺法论》说："真气不正，故有邪干。""正气存内，邪不可干。"说明当人体脏腑功能正常，正气旺盛，气血充盈流畅，卫外固密，外邪难以入侵，内邪难以产生，大部分的外界致病因素，只有在机体虚弱的情况下，才能伤害人体。这不仅体现在外感六淫病证和内伤七情疾证的发病，颈椎及各个软组织的发病也不外乎此,因此,我们强调内因在各类疾病的发病上的重要性。

颈椎性血压调节异常的发生,外因是很重要的,但它与年龄、体质、局部颈椎椎体及组织退行性变、颈椎的发育异常、七情内伤等内在因素的关系十分密切。

1. 年龄

随着近年来社会科技的不断发展,医疗条件日益变好,医疗水平的不断提高,中西医在对颈椎病引起的颈椎性血压异常变化在临床中也逐渐重视了起来。颈椎病是青、中年人常见病、好发病之一。据统计,其发病率最高的人群在 30 ~ 50 岁之间,年龄较大的患者有着较久的病史,因其抗病能力随年龄增长而减弱,基础疾病较多,体质与年轻时相比变差,如不慎跌倒时伤及头颈部等情况易致该病。相对而言,青少年、小儿则少发生,因其骨骼柔嫩,尚未坚实,而骨关节膜韧带较厚而富有韧性,在伤病于颈肩时更容易自行恢复,即便伤后治疗效果也明显更好,病情与预后更为稳定。

2. 体质

体质是对个体身心特性的概括,是有遗传性和获得性因素所决定的,它影响人体对自然、社会环境的适应能力和对疾病的抵抗能力。对于颈性高血压的产生病变与其传变转归都具有一定的倾向性。《素问·生气通天论》曰:"阴平阳秘,精神乃治;阴阳离决,精气乃绝。"体质的强弱与颈性血压异常的发生有密切的关系。气血旺盛、肾精充实、筋骨肌肉坚强者不易发病。气血虚弱、肝肾亏损、骨质疏松者筋肉松弛,则易发颈性血压异常。体质强壮气血旺盛,引起病变则症轻;而体弱筋肉松弛者症重,常呈反复发作。因此,在进行诊疗的过程中,需要依据患者的体质不同、病情的阶段不同,进行辨证论治。

3. 颈椎退行性变

颈椎椎体软组织退行性变是进行性的,如颈椎椎体压缩关节变形两侧大小不一致,过早发生在椎间盘的病变,如椎间盘髓核水分减少,导致整个椎间盘体积变小。椎间盘与软骨的病变,使脊柱各关节间隙增宽、韧带松弛,各颈椎小关节软组织生理力学平衡受到破坏或增生性改变,从而出现脊神经出口处由于增生压迫组织退变引起的一系列血压异常症状。

4. 颈椎发育异常

颈椎的发育不良或缺陷也是颈椎病血压异常发生的不可忽视原因之一。在中国亚洲人种的骨骼发育相对于欧美人来说椎骨容积更小,所以相对应的更容易因发育不正、发育缺陷侧弯融合等,发生骨髓、椎动脉、颈脊神经根、关节间软骨,组织韧带则更容易受到压迫而产生临床症状。比如在单侧颈椎动脉缺如的患者,椎动脉型颈椎病发生率几乎是100%,其个体差别只是发病时间的早晚问题。颅底凹陷、钩环、先天性椎体融椎、椎管狭窄、小椎管等均是先天性发育异常,也是颈性血压异常的发生发病的重要原因。

5. 七情内伤

在骨伤病症中,内伤七情(喜、怒、忧、思、悲、恐、惊)的变化关系反映与心、肺、脑、肾有着重要的关系,心主血脉,统领一身气血运行,为百脉之主。而肺朝百脉,司呼吸,肺的清气直接推动着血液的运行,故为肺主气,气能载血。在六腑中,脑为元神之府(天府之冠),主清明,主神志,清阳出上窍,清利头目,统领一身阳气,若肾阳不足,清阳不升,肾阳无力滋养脑部则元神失养,故见头晕乏力,眼朦不利,气血逆乱。因此,人体的七情不畅,所意不遂,或意志衰弱、忧虑过度、重劳(房劳伤神败血)过劳则气血内耗,相火过旺则气盛血升,加剧内耗。脏腑阳亢,气血拒外,血压升高,内无所依则病情不易好转而加重。若肺气宣畅有度、劳逸结合、起居有常、思虑有节,则有利于疾病的好转和康复,因此,手法治疗、精神调养即可防病,也可使病情易于恢复健康。

6. 职业工种

颈性血压异常的发生与职业有比较密切的关系,如长久从事低头作业的工人、长时间在电脑前伏案工作的白领、手机党等,使颈部过度前屈,颈部肌肉被迫牵引;再者由于夏日炎热,空调开放冷气,颈部暴露而受风寒之邪,亦可加剧疾病的发生。

7. 某种疾病的影响

颈椎性血压异常的发生过程中,容易使其附近的软组织损伤,同时,颈部的其他疾病也会导致疾病的发生。如第七颈椎横突过长,形成的颈肋、肩锁综合征,长期反复的落枕、胸锁乳突肌痉挛、颈肩综合征等病可为疾病发生与发展的诱因。

因此,颈性血压异常的病因比较复杂,往往是内外因素综合作用于颈椎局部的结果。不同的外因可以引起不同局部的损伤,其性质也不一样,由于内因的影响,同一外在因素的不同作用情况下,发生的病情变化种类、性质与程度也会有所不同。损伤的发生与疾病的外因虽然重要,但亦不要忽视机体本身的内因。因此,必须正确理解疾病损伤的外因与内因的关系,才能认识到颈性血压异常的发生与发展,并采取相应的防治措施,使颈性血压异常的临床治疗率升高,能够做到早认识、早治疗,减轻患者的痛苦,提高患者的生活工作质量。

第三节 / 颈性高血压病理

颈椎性血压异常发病主要病理基础是长期姿势不良导致颈肌的慢性劳损，从而致使维持颈椎正常功能的内部关节及韧带、关节束，外部的综合肌肉群总体的稳定性被破坏。内部稳定主要是椎体、韧带、椎间盘、附件和骨连接的结构基础，来保持人体颈部内在的静力平衡，而外部主要由颈椎颈肩背部的肌肉运动保持对头部活动及关节活动调节控制为基础，这也是脊柱运动原始动力，维持颈部的外在平衡。若是颈部的动静平衡失调，颈椎力等紊乱，其稳定性丧失，可以使小关节束受到挤压从而产生炎性变，神经性反复中枢性神经节病理改变而出现血压的异常发生。

一、现代病理

1. 颈椎椎体解剖位移

颈椎椎体在诸椎体节（除尾椎外）中属于体积最小，但活动最为灵活的椎体，颈椎共有 7 节椎骨：颈椎有典型颈椎 4 节，即第 3、第 4、第 5、第 6 颈椎，这四节颈椎由椎体、椎弓和突起三部分组成，椎体较小，左右径大于前后径，上面突起（形成侧缘关节），下面凹陷；椎孔较大呈三角形。颈部非典型颈椎中，第 1 颈椎没有椎体，呈环状称寰椎，由前弓、后弓和侧块构成。前弓后面的齿凹与第 2 颈椎的齿突形成关节。侧块上的椭圆形凹陷与颅底的枕髁形成关节，使头能做点头动作。第 2 颈椎（即枢椎）有一向上的指状突起称齿突，寰椎可围绕齿突做旋转运动。第 7 颈椎的棘突特别长近似水平相连，形成向前凸的生理弯曲。在临床工作中，正确判断脊柱的稳定状态十分重要，它在一定程度上决定治疗方法的选择和患者的预后。力学上的不稳定是指结构刚度的丧失；对脊柱来说，是指在生理载荷下失去保持脊柱关节和肌肉韧带等软组织之间相互关系的能力。脊柱的运动范围超出正常，颈椎上下关节小关节紊乱，可引起脊髓和神经的损伤及周围软组织亦可生理过度拉伸出现合并损伤。脊柱由其周围韧带、椎间盘及小关节持续内活性稳定，而脊柱周围的肌肉则给予外援性支持。以上任何结构的破坏均可出现造成脊柱的不稳而发生解剖位置的改变位移。

2. 上颈段失稳解剖位移对颈性血压异常的影响

在正常情况下,环椎椎骨矢状位径大多超过 20 mm,一般为 28~32 mm。其中前 1/3 为齿状突占据,中 1/3 为脊髓,后 1/3 为关节腔内间隙或称为安全间隙。而上颈段血供一般较为丰富,但齿状突血供类似股骨头,其供血来自中央动脉、周围动脉和局部韧带(翼状韧带和齿尖韧带)上的细微血管枝。如上颈段失稳等,颈1、颈2 寰枢关节解剖位置、环齿间隙双侧宽窄不一,亦可导致颈椎性血压异常的发生。第2、第3 节颈椎解剖位移,上下椎体的椎间盘变性错位突出的软组织压迫刺激颈椎管内硬膜束或脊神经出口受压引起一系列症状群,致使颈上、下神经节段的神经元兴奋性增高异常放电,出现颈椎性血压异常的发生。

3. 下颈段失稳解剖位移对颈性血压异常的影响

对颈椎 2~3 节椎体以下的颈椎病,椎间连接不稳定者(下段颈椎生理曲度消失、变直或反弓)称之为下颈椎不稳。颈椎下颈段失稳解剖位移在临床上十分常见,且其病情相差甚大。自机体生长发育停止后所开始的退行性改变过程中,即意味着各组织将朝着失去自身形态与功能的方向发展,这一过程将会一直持续到生命停止,但在不同阶段造成的病理解剖特点与后果并不一致。从颈椎下段失稳、骨椎体关节位移这一角度来看,其程度并不与退变的严重度相一致,而是分阶段表现为以下特征。

(1)早期——轻度位移不稳:早期以颈肌的长期慢性劳损为主,外源性长时间损伤椎体内上下关节韧带、纤维环及小关节囊,椎间盘等刚刚开始发生退变,此时关节移位轻,椎体突出小,软组织弹性稍降低,颈部椎体节段出现轻度梯形改变。随着椎体位移下压局部关节连接处的软组织内容物(神经、交感神经血管)等,易激惹椎体后纵韧带的小动脉、根管处出口的窦椎神经而引起局部症状,此时血压异常并不明显。

(2)退变中期——颈段明显位移失稳:此时,颈椎椎体位移小关节,椎体等退行性改变进一步加剧,髓核脱水、破裂及移位,以及韧带骨膜下间隙形成,导致上下椎节固定不稳明显松动、错位改变,严重者发生颈椎变直,双侧钩椎关节宽窄不一,患侧变窄变尖,压迫刺激周围软组织。若大椎管神经出口者,仅仅表现为局部窦椎神经受刺激所出现的颈部症状,以颈肩周围病变为主,少有颈神经节兴奋症状。若小椎管者,其椎管越小,椎体上下关节位移所引起的脊髓或脊神经根、交感神经颈椎椎动脉受压症状越明显。因此,不仅具有颈部症状,便可出现头晕、目胀、头胀、胸闷、血压异常的表现，其特点是症状的变动幅度较大，与患者颈部的体位有着密切关系。

（3）退变后期——位移与失稳恢复进入失代偿期：下颈段失稳，颈椎发生解剖位移，主要一方面下段颈椎失稳刺激前面的颈下交感神经节或星状神经节，而颈下交感神经发出的节后纤维缠绕在椎动脉管壁内，并随椎动脉的行走而分支，当颈下节受到刺激（压迫或炎症）后，节后纤维的兴奋性也增高，椎动脉血管的平滑肌收缩增加，使脑干得不到充足的血液供应，受影响的延髓网状结构的减压区（屋内侧部），舒血管运动中枢的兴奋性相对增高，导致血压下降（颈性低血压的发生）。

（4）肌痉挛或松弛：了解颈部肌肉痉挛首先要明确什么叫肌张力，肌张力即是人体有生命力的骨骼肌在正常情况下具有一定的张力现象称为肌肉等张力。这些在骨骼上附着的肌肉起点或止点，由于肌紧张而出现持续性牵拉作用，形成肌肉适度收缩，使人体整个骨骼在这种肌肉紧张力导致的持续性纵行压迫作用下，仍保持站立和维持稳定的力学平衡。所以肌张力是有生命力的骨骼肌的生理现象，并非病理状态。

（5）人体颈部因外力、退变或长期不良的生活工作习惯，易造成肌肉、韧带过度紧张、挛缩，打破原有的动静态平衡，引起颈部脊柱错位，而出现临床症状。当然，这种脊柱小关节错位必然引起脊柱两旁的肌肉不对称，即两侧肌肉失去静力平衡，随着长期伏案工作、低头时间过长、不良的生活习惯，颈部的肌肉长期处于收缩、痉挛状态。而错位受压的关节囊局部的韧带由于长时间受挤压和供血障碍而出现韧带的固定力失衡，以致各小关节固定失稳而影响到上或下一椎体进入被迫减压、长期往返，下位颈椎肌肉痉挛，上位颈椎得到代偿，暂时症状得到相对改善或缓解，继而随着长时间反复交替易导致颈部大范围肌肉僵直，局部皮肤温度降低，深部肌肉供血减弱或局部肿胀，肌纤维久而失去滋养形成局部肌纤维肌肉钙化的体征。同时反复关节移位，关节囊的固有韧带反复牵拉、损伤、无力、松弛过度而加速颈部骨骼肌肉等软组织的退化，颈部各环节失去代偿，引发血压异常的症状。这种改变属于病理变化所导致脊柱力为平衡状态失调，从而刺激颈交感神经、窦椎神经、交感神经节纤维从内脏神经心支引起一系列血压异常的临床表现。现归纳为以下几点：① 牵拉性的软组织劳损，使原有的肌肉、筋膜等软组织骨骼附着处的病理改变，骨骼肌和筋膜出现短缩和增粗的形态改变。

② 软组织骨骼附着处小血管因疼痛发生痉挛,其周围结缔组织出现炎性反应粘连或者纤维增生。③ 持续性肌痉挛造成肌肉牵拉的血供异常,均会导致新陈代谢和营养障碍,机体动力性平衡受到破坏,发生对侧及上下两侧肌群的补偿性肌痉挛。④ 特定部位出现有规律的压痛点或压痛区,特定的肌肉条索与局部压痛点对周围神经肌肉的异常放电,导致交感神经痉挛,椎-基底动脉供血不足,自主神经功能紊乱,引发血管改变的循环系统的病理病变。

4. 颈性血压异常的炎症改变

颈性血压异常损伤炎性期所引起肌肉收缩、筋膜紧张进而肌肉局部肿胀,持续一段时间后由于血液运行不畅,炎性分泌的钙离子、乳酸堆积渗出加强,在颈椎上下骨连接间隙、骨缝、小神经出口处造成扩张面、局部血管再生代偿,随着产生的神经血管再次受到炎症堆的卡压而天天加剧。同时在肌肉筋膜的裂隙处出现损伤性的瘢痕而对神经周围细胞血管进行性卡压压迫,若慢性劳损(低头伏案、高枕睡眠、肩挑重物等)可使颈项肩部的某些肌肉筋膜受到牵拉,致使肌纤维束受压缺血缺氧出现反复局部无菌性炎症的激惹,肌纤维随之逐渐增粗、变性,使得神经纤维、神经上中下节后纤维、神经节受到挤压牵拉,在其出口处变粗,引起疼痛麻木及神经功能紊乱异常放电。

颈项肩部的炎症病理改变在早期并无明显变化,其病理过程主要随着肌肉筋膜卡压的关节囊韧带局部出现充血、肿胀、条索、渗出等炎性改变,其结缔组织、软组织纤维浸润可出现挛缩及瘢痕化,逐渐形成结节,较大者体表可触及。但这些结节实质上是一种局限性的炎性渗出所形成的类似脂肪垫增生增厚的结节改变。由于炎症渗出的存在,可不断地放出外源性神经电波冲动或随运动直接刺激交感神经末梢,产生疼痛放射和颈性血压异常的一系列症状。后期长期反复炎症改变,后颈肩部白色纤维组织集结成较长的筋结,并与邻近肌肉、韧带、血管、神经节后纤维、关节小微血管等粘连,在活动时对神经、血管等邻近组织产生挤压或牵拉放射,产生局部颈肩疼痛、头部胀痛、血压升高等病理改变。

5. 微循环障碍与调节异常

由于颈椎病引起的血压升高为颈椎性高血压,其病理是由于颈椎骨质增生、颈椎退行性改变、椎体不稳、寰枢关节半脱位、颈椎间盘突出等原因,脊柱力学不平衡而致肌张力失衡、骨关节轻度位移,刺激或压迫颈部的椎动脉、交感神经,致使颈交感神经、节后纤维突触引发痉挛;或动脉血管收缩动态异常紊乱,进而导致脑细胞缺血缺氧和循环障碍,继发性血压上升,出现头晕、心慌、头昏沉等症状,甚者出现临床较为常见的耳鸣耳聋、胸闷心慌、眼干眼涩、失眠健忘等症状,是继发性高血压病的重要原因之一,并越来越受到人们的重视,约有15%的高血压患者与颈椎病相关。

(1)患者出现颈椎疾病、头痛或头晕是血压升高,颈椎症状缓解时血压亦随之下降,这一特点在起病初期尤为明显,病程时间长者,此特点逐步减弱,颈椎病后期几乎都是可逆的。后期因骨质改变或韧带的变化,症状的可逆变化逐步变小。

(2)低血压或血压不稳:在高血压之前有相当长的时期为低血压或血压不稳,有人观察此过程持续5~30年,有70%~80%变为高血压。故凡是颈椎病患者,如果出现低血压或血压不稳,应警惕变高血压的可能性。脉压差小是早中期颈椎性高血压的又一特征,占70%~80%。如后期变为脉压差升高则提示伴发大动脉硬化。

(3)降血压药物的不敏感性:颈性血压异常血压升高对降压药物多不敏感,常常应用降压药物后血压降低,而短时间后又再次上升;而针对颈性相关治疗,如正骨、牵引等治疗后疗效显著,效果持久。

(4)交感神经和椎动脉的调节异常:颈部转动时,椎动脉受到退变的椎间盘或钩椎关节挤压牵拉,造成交感神经功能紊乱和血管受累后引起的神经功能的变化,导致椎基底动脉的血管进一步病变硬化,影响延髓的正常血供,使大脑兴奋性增强,故血压明显升高。因而血压升高可使颈椎病的发生提早和加重,而颈椎病也影响到高血压的临床治疗和预后。也有人认为高血压病患者的血流改变,如血黏度增高及周围血管痉挛,使颈椎及周围结构血供受到影响,从而促使或加重颈椎的退行性改变。

(5)影响丘脑下部的缩血管中枢:丘脑下部的缩血管中枢接受大脑后动脉的终末支营养供应,最易受到血管异常兴奋性的影响,而致血管收缩,血压增高。

(6)影响延髓网状结构中的缩血管中枢:当颈椎上解剖位移时,使椎动脉弯曲,致使血流不通畅,影响延髓网状结构中的缩血管中枢异常收缩,从而表现出交感神经兴奋性增高,继而出现颈椎性高血压的发生。

(7)心上神经的兴奋性增高:颈上节还可发生心上神经与心脏的过度兴奋。一部分分布于心肌及心冠状动脉,当颈上节受到刺激时,心上神经的兴奋性亦随之增高,心跳加快加强,心排血量增多,亦导致血压升高。

目前本病认为可与颈挛肌、椎动脉、小血管舒缩中枢等有关。对于颈椎性血压异常机制有了进一步的认识,将其归属于颈椎颈活性范围。颈椎的解剖位移是原始原因,因其导致血压异常,而血压异常又与颈活性的诱发等相互发展。

二、韦氏"六不通论"

(一)颈性高血压的韦氏"六不通论"病理

从整体观出发,"不通"为脊柱病损的病理基础,总结为常见六种不同程度临床表现为骨关节不正、肌肉痉挛或粘连不柔、经络行走不顺、气血瘀滞不动、脏腑失和不调、皮肤失养不荣,即"不正不通、不松不通、不顺不通、不动不通、不调不通、不荣不通"的病理"六不通论"。

1. 不正不通

颈椎退变常可出现椎体序列改变和不同程度移位,可扪及的小关节紊乱和移位为寰枢关节半脱位、棘突偏歪。影像学检查示,双线征、生理曲度异常。

2. 不松不通

颈椎退变可导致周围软组织痉挛,甚至出现充血、水肿及炎性病变,日久可致软组织粘连。临床上可触及粘连不柔、关节活动受限,以颈椎侧屈或屈伸受限为主,活动后可出现血压波动或交感神经不适症状加重。

3. 不顺不通

椎体序列改变可致周围软组织紧张痉挛甚至紊乱,经络行走不顺的筋结点常可寻及。表现为颈3~颈6节段棘突旁或关节突区域、枕骨上项线、肩胛内上角、肩胛骨内缘、胸锁乳突肌区有明显筋结点。

4. 不动不通

颈椎退行性病变或周围软组织损伤,导致肌肉或韧带紧张痉挛,气血瘀滞不动,脊柱活动障碍,从而出现不同程度的颈椎前后左右屈伸障碍。

5. 不调不通

可见脏腑失和不调、皮肤失养不荣的典型舌、脉、面证象。

(1)瘀结型:多为早期,颈痛不舒,血压波动,眼朦,眼胀,胸闷,症状上午重、下午轻,舌红有瘀点,苔薄白,脉弦或涩。

(2)肝热型:颈胀痛,血压持续偏高,头痛头晕,烦热目赤,口苦口干,尿黄,舌质红,苔黄而干,脉弦数。

（3）阴虚阳亢型：颈痛灼热感,血压偏高,头晕眼花,头重脚轻,烦躁易怒,口干,尿黄少,舌红苔薄黄,脉细弦。

（4）气阴两虚型：颈易累,血压偏低,少气懒言,心悸,口干,肢冷,舌质淡,苔少或无苔,脉细弱。

6. 不荣不通

颈椎退行性病变致周围软组织和血管痉挛、脊髓和神经受压或供血不足,进而导致神经、血管功能紊乱,周围组织缺血低氧,中医称为不荣。

（二）韦氏"六通论"治疗颈性高血压原理

对应"六不通",中医"六通论"可以指导颈性高血压的治疗。

1. 正则通

采用韦氏通脊调骨手法,恢复脊柱正常序列,使骨及周围软组织恢复正常位置,以解除神经、血管的刺激和压迫。

2. 松则通

松解组织粘连和痉挛,使经脉畅通、气血条畅。

3. 顺则通

理顺周围软组织,使其恢复正常结构和功能,采用理筋手法理顺肌纤维。

4. 动则通

缓解紧张痉挛状态,使其松动,增加其活动度。嘱患者平时加强功能锻炼,以活动筋骨、疏通气血。

5. 调则通

调理脏腑,调和阴阳,条畅气血,调顺经络。

6. 荣则通

调理脾胃,补益肝肾,调补气血,使气血生化有源,气血充足,筋脉得养,以助其恢复正常功能。

第三章

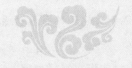

颈性高血压临床表现

一、颈性高血压病史

（1）目前尚无大规模流行病学调查资料报告，据现有病例统计显示多为20~50岁患者，且逐渐年轻化发展。近几年有报告颈源性高血压占颈椎病的6.7%~18%，占人群高血压的15%~21.9%。颈椎病病程一般在1年以上，主要表现为颈椎病和高血压的综合症状，颈部检查有异常表现。多有颈部外伤或劳损史，特别是颈部闪扭伤后或强迫于不良体位工作或睡枕过高或过低，或颈部过度受风寒之后，或重感冒之后颈部酸痛等，容易患病。

（2）血压异常，多与颈部症状有关，常两侧上肢血压差别较大，一般大于10 mmHg以上，早期以血压波动不稳最为常见，发作期常与颈部劳累损伤等因素有关，血压波动一般经2~3周后缓解，中后期呈持续性高血压。病程长的血压变化已不明显，但这类患者对降压药普遍不敏感，而针对颈椎病的相关治疗却疗效显著。

（3）常表现为颈部疼痛或仅有轻微酸胀、疲劳感，运动时常有局部摩擦音，重者头痛、头晕、颈肩背痛、上肢酸痛、麻木、心慌、胸闷、耳鸣、眼花、失眠等自主神经功能紊乱症状。

（4）影像学检查：颈部 X 线、CT 扫描或磁共振成像检查符合颈椎病的改变。有报道显示高血压合并颈椎病颈椎椎体后缘骨赘、钩椎关节增生、椎间孔缩小、韧带钙化的发生率明显。

（5）排除其他内科原因引起的血压异常。

二、颈性高血压一般症状

（1）血压变化与颈椎病症状发作密切关联，分别具有颈椎病、高血压病的临床表现。患者出现颈椎痛、头痛或头晕时血压升高，头、颈椎症状缓解时血压亦随之下降。这一特点在起病初期尤为明显。病程时间长者，此特点逐步减弱。颈椎病早期几乎都是可逆的，后期因骨质改变或韧带硬化、骨化，症状的可逆变化逐步变小。

（2）低血压或血压不稳。在高血压之前有相当长的时期为低血压或血压不稳。有人观察此过程为5~30年，70%~80%变为高血压。故凡颈椎病患者，如出现低血压或血压不稳，应想到变高血压的可能性。脉压差小是早中期颈源性高血压又一特征，占70%~80%。如后期变为脉压差升高则提示伴发大动脉硬化。动态血压观察,可发现血压在牵引、手法等治疗时,血压可下降25~30 mmHg,该现象具有绝对诊断价值。但也有患者此时反出现升高25~30 mmHg,亦不能排除颈性高血压,甚至可作为诊断依据之一。在针对颈椎病治疗时,血压可随之下降,但不治又升高,此时可考虑与颈椎骨性改变难以消除相关。

（3）对降压药多不敏感。颈源性高血压对降压药多不敏感,常常应用降压药后血压降低,短时间后再次上升,而针对颈椎相关治疗（如正骨治疗、牵引理疗等）疗效显著,常能持久。

（4）有颈椎疾病症状。此类患者主要为颈椎病症状,颈部疼痛,活动受限,如果单侧旋转或侧偏受限明显,多于颈椎或寰枢关节错位有关。伴随颈椎症状出现偏头痛伴高血压绝大多数为颈源性高血压,约90%属寰枢关节半脱位或失稳。此类患者经手法治疗多可康复。高血压与颈椎失稳、椎间关节错位、椎体偏歪或滑脱多成正比,但多与骨质增生前纵韧带骨化成反比,即失稳严重。滑脱越大,高血压越重。但与骨质增生程度,尤其椎体前缘增生多不成正比,而成反比者高达60%~70%,可能是骨质增生或前纵韧带骨化增强了脊柱稳定,减少了对神经血管的刺激。

三、五脏与颈源性血压异常

中医认为人体是一个机体,脏腑病可影响到脊柱,颈源性血压异常其病机基础是经络不通引起的,颈后部为诸阳经通路,经络不通气血运行受阻,清阳不升,浊阴不降,继而影响脏腑功能,而出现复杂的多种症状。

（一）心系病症症状

1. 心气虚、心阳虚

心悸气短,活动时加重,自汗少气;或兼有畏寒、肢体不温,腰背不适、疼痛,面色晦暗。

2. 心血虚、心阴虚

心悸、失眠、健忘;或唇色无华、眩晕;或盗汗、五心烦热、舌红少津;肌肉紧张、疲劳、酸痛。

3. 心火亢盛

心烦,失眠,面赤口渴,口舌生疮,小便红赤疼痛,尿血。

4. 痰迷心窍或痰火扰心

神志失常、昏迷,同时伴有喉中痰鸣声,苔厚腻;或伴有心烦口渴、面赤气粗等。颈源性血压异常容易引起痰迷心窍的症状。痰迷心窍或痰火扰心的患者,由于神志的失常,常引起脊柱的损伤。

5. 心血瘀阻

心悸怔忡,心胸刺痛,舌质紫暗,脉细涩或结代等。如胸椎小关节紊乱,或由于颈椎的外伤、劳损及退变造成颈部的交感神经受到直接压迫或间接的刺激或压迫可引起。

(二) 肝系病症症状

1. 肝郁气结

在脊柱源性疾病中,如颈椎病混合型并颈源性血压异常或在脊柱损伤严重的疾病,患者的精神压力较大,可以引起易怒,胸闷善太息,胸胁或乳房胀痛,月经不调,颈部瘿瘤,脉弦等症状。

2. 肝火上炎

颈椎病交感型并颈源性血压异常等疾病的患者,可出现头痛眩晕,耳鸣如潮,口苦咽干,烦躁易怒,舌红苔黄,脉弦细等表现。

3. 肝血不足

颈椎病脊髓型、交感型并颈源性血压异常等疾病患者,可出现眩晕,眼睛干涩、视物模糊,肢体麻木,筋脉拘急,肌肉震颤,月经量少或闭经,脉细或脉细弦等。

4. 肝阳上亢

脊髓型颈椎病、交感型并颈源性血压异常等疾病的患者可出现眩晕耳鸣,头部胀痛,面红目赤,急躁易怒,腰膝酸软,舌绛红,脉弦细等症状。

5. 肝风内动

颈源性血压异常伴脊柱慢性损伤性疾病或是创伤性疾病,如脊髓不完全损伤、脊髓动脉缺血、脊髓空洞症等患者,出现眩晕,肢体麻木,手足蠕动,步履不正,舌强不语等症状。

6. 寒滞肝脉

颈源性血压异常伴脊柱肿瘤的患者,可出现下腹部疼痛,疼痛向会阴部放射,受寒则盛,得温则减,形寒肢冷,苔白脉滑或脉沉弦等症状。

7. 肝胆湿热

颈源性血压异常伴慢性腰肌损伤等患者,可出现胸肋胀痛,口苦,呕恶,大便不调,小便短赤,或阴囊潮湿,带下黄臭,外阴瘙痒,苔黄腻,脉弦数等症状。

(三) 脾系病症症状

1. 脾胃气虚

颈源性血压异常伴脊柱骨折、脊柱脱位骨折、脊髓不完全或完全损伤等患者,可出现食少纳呆,脘腹胀满,少气懒言,四肢倦怠,面色萎黄不华,色淡苔黄,脉弱而缓等症状。

2. 脾阳虚

颈源性血压异常伴脊柱损伤的患者,出现腹胀腹痛、喜按喜揉,口淡不渴,四肢不温,大便溏泻或白带清稀,苔白,舌淡嫩,脉沉细或迟缓等表现。

3. 中气下陷

脊柱源性疾病患者,由于素体阳虚或服用寒凉药过多,可以出现头晕目眩,气虚乏力,自汗纳差,便意频频,或久泄脱肛等症状。

4. 脾不统血

颈源性血压异常伴脊柱源性疾病患者,出现便血,皮下出血或瘀斑,月经量过多、崩漏,少气乏力,自汗纳差,四肢不温,肢体浮肿,腰痛或肢体疼痛等症状。

5. 寒湿困脾

颈源性血压异常伴脊柱源性疾病患者,可出现肢体重着、乏力,脘腹胀满,恶心呕吐,大便溏泄,头昏头重,面黄无泽,舌胖大,苔白腻脉缓等症状。

6. 脾胃湿热

颈肩痛、腰脊酸痛,肢体重者,脘腹痞满,呕恶,大便溏泻,小便短赤,或颜面肌肤发黄,潮热,汗出热不减,苔黄腻,脉滑数等症状。

(四) 肺系病症症状

1. 肺气虚

腰脊隐痛、酸痛不适,少气乏力,自汗畏寒,动则气短或喘咳无力,舌质淡脉弱而无力等症状。

2. 肺阴虚

颈源性血压异常伴脊柱结核、椎体的慢性脊髓炎的患者,常出现腰痛酸软,无力干咳或痰黏不易咳出,或痰中带血,咽干,咽痛,五心烦热,盗汗,舌红少苔或无苔,脉细数等症状。

3. 寒邪犯肺

腰背部疼痛或不适,咳喘气紧,痰白清稀,头身酸痛,苔白脉紧。

4. 邪热犯肺

颈源性血压异常伴严重的脊柱创伤性疾病和肿瘤患者,可出现腰背灼痛,咳喘气粗,痰黄黏稠,咽痛口渴,大便秘结,小便短赤,舌红苔白,脉数等症状。

5. 痰湿阻肺

腰背酸困重痛,全身酸痛,咳嗽,痰多,胸闷气紧,舌淡苔白腻,脉弦滑等症状。

(五) 肾系病症症状

1. 肾阳虚

形寒肢冷,腰膝酸软,精神不振,舌淡苔白脉沉细无力。肾阳虚也可出现肾虚水泛的表现,患者畏寒肢冷,尿少身肿,特别是腰以下肢体为主,舌淡胖嫩有齿痕,苔白滑,脉沉等。

2. 肾阴虚

颈椎病交感型、脊髓颈段和胸段前中央动脉缺血综合征、颈段或胸段脊髓空洞症等疾病引起的脊柱源性疾病的患者,可出现眩晕耳鸣,腰膝酸软,咽干舌燥,五心烦热,午后潮热,视力减退,健忘少寐,舌红苔少,脉细数等症状。

3. 肾气不固

神疲乏力,腰膝酸软,小便清长、余沥不尽,夜尿频数,尺脉沉细弱无力等症状。

4. 肾精不足

不孕不育,发育迟缓,健忘恍惚,足痿无力,动作迟缓,反应迟钝,两尺脉沉细无力。

(六) 脏腑兼病症状

1. 心肾不交

颈背腰膝酸困疼痛,伴有虚烦不眠,心悸健忘,头晕耳鸣,咽干口渴,或潮热盗汗,遗精梦交,舌尖红,苔薄黄,脉细数等症状。

2. 心肾阳虚

颈腰背部酸困发凉而痛,伴有形寒肢冷,心悸怔忡,尿少身重,唇甲青紫,舌质青紫暗淡,苔白滑,脉沉等症状。

3. 肺肾阴虚

颈背沉、腰膝酸软疼痛,并伴有咳嗽痰多或痰中带血,口燥咽干,或心烦少寐,骨蒸潮热,盗汗颧红,男子遗精,女子月经量少,舌红少苔,脉细数等症状。

4. 肝肾阴虚

胸胁胀满,腰膝酸软疼痛,并伴有头晕目眩,健忘失眠,耳鸣如蝉,咽干口燥,五心烦热,颧红盗汗,男子遗精,女子月经量少,舌红少苔,脉细数等症状。

5. 脾肾阳虚

腰背或少腹冷痛,伴有形寒肢冷,面色㿠白,下利清谷,或五更泄泻,或面浮肿,小便不利,甚则水肿胀满,舌质淡嫩,苔薄白,脉沉弱等症状。

6. 心肺气虚

颈项不适,胸背憋闷疼痛,伴有心悸气短,咳喘少气,自汗乏力,面色㿠白或暗滞,甚者可见口唇青紫,舌质暗淡或见瘀痕,脉细弱等症状。

7. 肝脾不调

腰背胸胁胀满疼痛,伴有精神抑郁或性情急躁,纳食减少,腹胀便溏,或大便不畅,肠鸣矢气,腹痛泄泻,舌淡苔白,脉弦等症状。

8. 肝胃不和

颈源性血压异常患者,由于脊柱病久不愈,情志不舒,肝郁化火,或久病迁延不愈,急性发作时或脊柱病急性损伤期,肝气横逆犯胃而引起腰背、胸胁、胃脘胀满疼痛,伴有呃逆嗳气,吞酸嘈杂,郁闷或烦躁易怒,舌苔薄黄,脉弦等症状。

9. 肝火犯肺

颈源性血压异常经久不愈,情志郁结;或脊柱病久病卧床不起,行动困难,性情急躁,肺失宣降;或邪热蕴结肝经,郁而化火,上犯肺而引起腰背、胸胁灼痛,伴有急躁易怒,头晕目赤,烦热口渴,咳嗽阵作,舌红苔薄白等症状。

四、颈性高血压特殊症状

(1)视力障碍。患者自觉眼蒙眼胀、眼易疲劳,不能长时间看书报,眼干涩、视力减退,出现假性近视、复视、流泪、畏光等。

(2)自觉发热,皮肤发红,排汗异常,面部交替性苍白或发赤,有时出现长时期的低热,或肢体发凉、怕冷、麻木。

（3）说话乏力，声音低下，或声音嘶哑，有时失语，常有咽部异物感。

（4）心慌心跳、心律紊乱，心动过速或过缓，有时胸闷，胸前区胀痛，胃肠蠕动增加或嗳气等。

（5）中后期多伴有眩晕、头痛、耳鸣，甚者出现顽固性失眠，多梦，记忆力减退，抑郁或焦虑，霍纳氏征，严重者出现偏瘫等。

（6）昼轻夜重。由于不当的睡姿、过高或过低的枕头等，于夜休时都会加重颈椎病，且这种睡姿及枕头都属于患者的生活习惯，则每于夜休时使颈上交感神经节长期持续受刺激，从而继发引起血压升高，则颈性高血压常常会表现为昼轻夜重之特征。

五、颈性高血压体征

1. 颈部检查

可有颈部活动障碍，颈肌紧张、压痛或不痛，或皮肤温度降低，触诊发现横突、关节突、棘突、钩椎关节偏歪，以及椎旁压痛、病理性阳性反应物（硬结、摩擦音、弹响音等）的，重点部位在第1~第6颈椎。

2. 血压检查

早期血压多呈波动，发作期常与颈部劳累损伤等因素有关，血压波动一般经2~3周后缓解；中后期呈持续性高血压或低血压。高血压者，收缩压大于140 mmHg，舒张压大于90 mmHg。低血压者，收缩压低于90 mmHg，舒张压低于60 mmHg。血压异常表现在双侧上肢血压与卧位、坐位血压差别较大，通常大于15 mmHg。血压异常早期的表现，有时是独立存在，无明显的其他全身症状表现，中后期多伴有交感神经功能紊乱出现的症状。严重时，由于交感神经的痉挛，致血管收缩，使椎动脉供血受阻，引起脑与脊髓缺血，可出现相应的体征。

3. 影像学检查

颈椎X线病理表现如下。

（1）生理曲度改变：正常颈椎生理曲度为一较光滑连续的前凸弧线，此弧线最隆起处与齿状突顶点后缘至第7颈椎椎体后下角所形成距离12 mm±5 mm。颈椎生理曲度消失或反张，多见于颈椎软组织急性损伤、颈椎间盘突出或变性，以及有神经根刺激症状者。临床上除具有其各自病损所致的症状外，尚有咽部异物感、吞咽障碍、恶心以及颈肩沉重、酸累等症状。

（2）颅底凹陷征：自硬腭后缘至枕骨大孔后唇之间的联线称"枕腭线"。正常情况下，齿状突顶部不超越此线。若超越此线，应考虑为"颅底凹陷征"。大多数属于先天发育异常。由于齿状突占据了枕骨大孔的部分空间，通过枕骨大孔的脊髓、神经、血管遭受不同程度的挤压而产生症状。表现为程度不同的枕部胀闷不适甚至疼痛，有时出现跳痛，头昏头胀，睡眠障碍等。上述症状，在持久的低头或仰头后出现或加剧，多能自行缓解。随着年龄的增长，症状日益频繁发作和加重。查体可见患者颈项粗短，后发际低下为其特点。

（3）项韧带钙化：是颈椎病的典型 X 线征之一。此为颈椎屈曲性损伤、项韧带撕裂、出血机化所致。侧位片上可见钙化影同一水平的椎体前缘骨质增生或有椎间盘变性等改变。临床症状多见低头受限或不持久，颈肩酸累或有肩、肘疼痛、上肢乏力等。

（4）椎体骨质增生：是颈椎病的重要征象。前缘及后缘骨质增生多在侧位片上观察到。前缘骨质增生多为唇状、突状甚至如鸟咀样，是颈椎陈旧性损伤或老年退行性改变所致。骨质增生的程度与临床症状不成比例。但相邻两个椎体前后角骨质增生伴有椎间隙狭窄，说明该椎间盘有损伤、变性，临床症状则较明显。

（5）寰枢关节半脱位：张口位上若寰椎侧块偏移、齿状突不居中、两侧寰枢关节间隙不等宽，是寰枢关节半脱位的 X 线征。临床症状以头面部和五官症状多见，如眩晕、偏头痛、眼睛不适、眼矇、流泪、视力障碍、鼻塞、流清涕、鼻腔异样感觉，血压异常、睡眠障碍等症状。

（6）钩椎关节骨质增生性改变：正位片上如显示单个椎间隙钩椎关节增生，说明该相邻椎体有陈旧性损伤或椎间盘变性，病损一侧或两侧钩突变尖、密度增高。严重者钩突骨质增生往外突向椎间孔，斜位片可见椎间孔变形狭窄。临床症状多见于肩、肘、上肢的疼痛、麻胀以及不同程度的功能障碍、麻木、肌肉萎缩等。

颈椎 CT 病理表现如下。

（1）椎间盘突出症：椎间盘边缘局部突出，密度较鞘囊为高。脱出椎间盘超过椎体边缘，由正常或侧方突入椎管内。椎管前外侧的硬膜外脂肪被推移，神经根受压移位，鞘囊受压移位。但是有些椎间盘髓核脱出的 CT 表现并不典型,如钙化的椎间盘脱出,向头侧或足侧扩展的椎间盘脱出等,都可能漏诊或误诊。

(2)脊椎退行性病变及椎管狭窄症:脊椎退行性病变主要发生在椎体、椎间盘、椎弓关节,可单独或合并存在。CT可发现或证实脊柱的退行性病变,如韧带肥厚、韧带钙化、骨刺及膨出或突出的变性椎间盘,还可精确地观察椎管的形态、大小、骨质结构和连接方式。CT可见关节突退变性肥厚,椎弓切迹处骨性嵌压,单侧侧隐窝狭窄等。

其他检查:如心电图、眼底、尿、血象等检查,中晚期可有脑动脉硬化、血脂偏高、心肌损害、蛋白尿等发现。

六、颈性高血压转归

1. 病程长短

颈部组织结构特别是骨性结构无重大病理改变,病程在5年以内者,疗效较好。年龄及工作性质与预后有关。经正确中医手法、针刺、中药等治疗后,本病一般预后良好。由于血压异常与颈椎病有关,故预防颈椎病的发生是预防颈性血压异常的关键。如果能有效地预防颈椎病,则本病的预后较好。如果高血压已持续5年以上,或已继发脑血管硬化,则单纯治疗颈椎病也很难痊愈,需综合治疗。

2. 情志护理

向患者及家属解释治疗和护理的目的、方法,以取得合作。颈性高血压一般治疗过程复杂、时间长,症状反复故易造成思想负担过重,精神过于紧张,对治疗效果失去信心,所以在全面启动康复治疗时,应先进行心理调护;密切了解患者的心理情况,针对疾病相关知识进行个体的心理指导,以消除对治疗的紧张情绪,增加对医疗护理工作的信任及治疗康复的信心。

3. 病情观察

(1)注意观察治疗前后血压变化与颈部症状关系,对治疗和护理中每一个阶段性效果进行评价、总结。

(2)血压过高或过低者应及时告之医生,并遵医嘱给予适量降压药或相应处理,并随时观察记录血压变化情况。

(3)鼓励患者坚持颈椎病的治疗,平时生活中也应当密切监测血压,避免因血压增高所致的脑血管疾病。

4. 疗效判定

（1）痊愈治疗：治疗后血压恢复正常，头晕、头痛、颈部及颈枕部疼痛症状消失，随访6个月以上无复发情况。

（2）显效治疗：治疗后血压恢复至临界值，头晕、头痛等症状仅偶尔出现，颈部疼痛基本消失及活动度基本正常。

（3）无效治疗：治疗后观察到血压及症状没有得到明显改善。

5. 颈椎调摄

（1）介绍颈椎病的相关知识，提高患者的防病意识，增强治疗信心，了解并掌握康复护理的方法。密切观察患者治疗过程中的心理情绪变化，调节心理情绪，保持心理健康状态。

（2）注意纠正日常生活、工作中的不良习惯，避免维持单一姿势下的时间过久，长时间低头伏案工作、长时间仰头工作或仰视、躺在床上看书，使颈部长时间屈曲等，都不利于颈椎病的康复，生活中需要尽量保持颈部平直，姿态舒适且正常。

（3）选择正确的睡眠体位和适当的枕头。睡眠时以保持颈胸、腰椎自然曲度，髋膝部略屈为佳。枕头以软硬适中，高低适宜，透气性好，能自然塑形者为原则，侧卧位时枕头的高度应相当于一边肩宽，使颈椎与脊柱保持一条直线；仰卧位时枕头不应超过5 cm，以枕头枕于颈部，感觉舒适为度。

（4）治疗中运用牵引者，应保证其正确有效的颈椎牵引，解除机械性压迫。注意牵引时的姿势、位置及牵引重量，并及时观察牵引过程中的反应，如是否有头晕、恶心、心悸等。

（5）注意颈背部保暖，避免潮湿与寒冷。颈背部受寒，易引起颈背部肌肉痉挛，造成颈椎内外平衡的失调而诱发或加重症状。

（6）指导正确应用理疗、按摩、药物等综合治疗，以解除病痛。

（7）正确指导患者进行头颈功能锻炼，坚持颈部的活动锻炼。锻炼要始终遵循一个原则，即循序渐进，持之以恒。

（8）自我保健按摩，如头面部弓桥、发际及上述穴位的揉、按、抹等。

（9）由于此型血压异常与颈椎病有关，故预防颈椎病的发生是预防本病证发生的关键。

颈性高血压与韦氏手法治疗

参考文献

[1] 韦贵康.脊柱相关疾病与手法治疗[M].北京：人民卫生出版社,2005.

[2] 韦贵康.脊柱相关疾病[M].南宁：广西科学技术出版社,1996.

[3] 韦贵康.软组织损伤与脊柱相关疾病[M].南宁：广西科学技术出版社,1994.

[4] 张长江,董福慧.脊柱相关疾病[M].北京：人民卫生出版社,2006.

[5] 柳登顺,赵立连,张剑赤.实用颈腰肢痛诊疗[M].郑州：河南科学技术出版社,2001.

[6] 伊志雄.实用中医脊柱病学[M].北京：人民卫生出版社,2002.

第四章

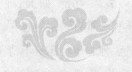

颈性高血压辨证与诊断

第一节 / 颈性高血压四诊

一、望诊

颈性血压异常的望诊,主要是有目的的审察患者的全身情况、局部表现和舌质舌苔等变化,以测知内脏病变,了解疾病情况,指导临床辨证。

1. 全身情况

(1)望神:神是人体生命活动的外在表现,又指精神意识活动,是脏腑气血盛衰的外露征象,通过机体形态、动静、面部表情、语言气息等方面表现出来,对了解颈性血压异常的性质和轻重有一定的意义。望诊时需注意两点:一是精神神志,如精神振作还是疲惫,神志清楚还是不清及有无异常行为等。二是面部表情,注意区分淡漠、烦躁、痛苦、惊恐等,如精神爽朗、面色红润,为正气未伤;精神萎靡、面色晦暗,为正气已伤。患者精神振作、形容如常、目光有神,为正气未衰,无论新病久病,均属佳兆;若精神委顿、形容憔悴、目陷睛暗,为正气已衰,不论急慢性疾病均属凶险。

(2)望面色:望面色是指面部的颜色与光泽。面色微黄,红润而有光泽谓之"常色"。面部的色泽是脏腑气血盛衰的外部反映,对诊断颈源性血压异常的轻重和推断病情的进退有重要意义。望面色能推断病情变化。青、黄、赤、白、黑五色既代表不同的脏腑病变,又代表不同性质的病邪。面见白色为气血不荣之候,多属虚寒、血虚所致;面见黄色为脾虚湿蕴的征象,主虚证、湿证;其黄色鲜明者多湿热,黄而晦暗多寒湿或久瘀不化。赤色是热盛脉络血液充盈的反映,主热证;面色通红多伴外感发热或见脏腑阳盛的实热证;全颧部潮红,色泽鲜艳是为阳虚阳亢的虚热证;久病面色苍白,时而泛红,其色浮于皮肤之上的,多为阴极于下,阳浮而上越的戴阳证;青色乃气血不通,经脉阻滞而成,多属寒证、痛证、瘀血及惊风;黑色为阴寒水盛或气血凝滞的病色,主肾虚、水饮、瘀血;灰黑色为瘀血久留体内,瘀浊外露,主干血搭、积聚等病证。

(3)望舌:舌象的变化能较客观地反映人体气血的盛衰、病邪的性质、病位的浅深、病情的进退,以及判断疾病的转归及预后。一般地说,察舌质重在辨内脏的虚实,察舌苔重在辨病邪的深浅与胃气的存亡。故舌诊是中医诊断颈源性血压异常的重要依据之一。

望舌主要是观察舌质和舌苔两个方面的变化。正常舌象是舌体柔软、活动自如、淡红润泽，不胖不瘦；舌面上铺有薄薄的、颗粒均匀、干湿适中的白苔，常描述为淡红舌、薄白苔。

1）望舌质：主要是观察其颜色形态的异常可辨正气的虚实。正常舌质淡红而润泽。淡白舌主虚寒证，为阳气虚弱、气血不足之象，常见于阳虚、血虚之体；红舌主热证，可见于里实热证；如红而少苔又可见于阳虚内热。紫舌有寒热之分，绛紫色深，干枯少津，多系邪热炽盛，阴液两伤，气血壅滞；青紫或淡紫而润，多因阴寒内盛，血脉瘀滞；舌有瘀斑瘀点，多为血瘀之征。

望舌形主要是观察舌质的荣枯老嫩及形体的异常变化。舌体明润者为荣，为津液充足；舌体干瘪者为枯，为津液已伤。舌质纹理粗糙，形色坚敛者为老，属实证、热证；纹理细腻，形色浮胖娇嫩者为嫩，多属虚证、寒证。

同时要注意观察舌体的胖瘦、大小，有无裂纹、齿痕及芒刺等情况。胖大舌有胖嫩与肿胀之分，胖嫩色淡多属脾肾阳虚，水湿痰饮阻滞；舌体肿胀满口色深红多是心脾热血；瘦薄舌，主阴血亏虚，舌体不充之象。瘦薄而淡，为气血双虚；瘦薄而平红，为阴虚火旺，津液所伤。裂纹舌主阴液亏损，不能荣润舌面所致。舌质红绿而有裂纹，属热盛情伤；舌淡白而有裂纹，为血虚不润的反应。齿痕舌，多因舌体胖大而受齿缘压迫所致，多属脾虚，寒湿壅盛。芒刺舌，多见于热邪亢盛。舌尖芒刺干燥，属心火亢盛；舌边芒刺，多属肝胆火盛；舌中芒刺，多属胃肠热盛。

2）望舌苔：舌苔是胃气上蒸而生，正常人仅有一层薄白苔，干湿适中，不滑不燥，是胃气正常的表现。病苔是胃气挟邪气上蒸而成。观察舌苔异常变化，有助于颈性血压异常的诊断。

望舌苔包括苔色与苔质两个内容。苔色上有白、黄、灰、黑4种，察苔色可以推断疾病的性质及病邪的深浅。白苔一般常见于表证、寒证；黄苔主热证、里证；灰苔主里证，可见于里热证，亦可见于寒湿证；黑苔主里证，既主热极又主寒盛。

望苔质主要观察舌苔的厚薄、润燥、腻腐、剥脱、有根无根等。舌苔的厚薄能帮助了解病邪的轻重及病情的进退。苔薄者为病情在表，病情较轻；苔厚者多为病邪传里，病情较重，或内有食饮痰湿积滞，舌苔由薄增厚，为病邪由表入里，病情由轻转重，为病进；由厚变薄，则表示邪气得以内消外达，病邪由重变轻，多属病退。舌苔之润燥,主要是了解津液的变化情况。苔由燥转润,多为热邪渐退或津液渐复之象。为病情好转;由润变燥,为津液已伤,病情加重或邪从热化。苔之腻腐,腻苔多见于湿法、痰饮、食积等阳气被阻邪所抑的病变,如痰饮、湿温等;腐苔多为阳热有余,蒸腾胃中腐蚀邪气上升而成,见于食积痰法。苔之剥落否可表现正邪斗争互为消长的情况,镜面舌为胃阴枯竭,胃气大伤;花剥苔为胃之气阴两伤。舌苔的有根无根可辨邪正虚实及胃气的有无,有根之苔多为实证、热证,表示有胃气;无根苔则多见于虚证、寒证,表示胃气衰。

舌诊时,除掌握上述舌苔、舌质的基本变化外,还应全面分析舌苔、舌质的相互关系及其整体性变化。在舌苔、舌质变化统一时,两者互参,易诊断;舌苔、舌质变化不一致时,则需四诊合参,综合评判。如灰黑苔可主热盛,亦主寒极。若舌质干燥、纹裂,甚者生芒刺当为热盛或阴虚火旺;若舌质润滑,多属寒盛阳衰或寒湿。

(4)望体态:望体态主要是观察患者的胖瘦、姿势、发育营养等。观察患者的体态可以估计病变所在,颈性血压异常患者其形体肥胖者多痰湿;瘦者多火。患者弯腰、慢步、驼背者又多有腰椎或脊椎等疾患。

2. 望局部情况

望局部情况主要是观察发病部位、范围及有无畸形、压痛、运动限制、肿块等,如有肿块当了解其大小、硬度、温度、活动度及触痛。

(1)肿胀疼痛:肿胀疼痛是由于气血瘀滞、毒邪凝聚、经络阻塞所致,一般多见外伤,但颈部皮肤无红不肿而有胀痛感觉者,多属内伤诸疾。如游走不定、攻痛无常者多属气滞;得暖则缓多为寒痛;得凉痛减多属热痛;痛有定处、刺痛微热者多属血瘀。

(2)畸形:观察有无脊柱侧弯或颈背腰椎生理曲度改变。骨骼的病变往往出现畸形,如胸椎骨与关节结核,因椎体的破坏可见脊柱后突疼痛。

(3)功能活动:观察颈椎伸屈旋转活动,以确定有无功能障碍。

二、闻诊

闻诊包括听声音和嗅气味两个方面。

(1)听声音:主要是听患者语言气息的高低、强弱、清浊、缓急等变化,以及呃逆、嗳气、哮喘、太息等音响的异常,以分辨疾病的寒热虚实。如表情淡漠、少气懒言,语音低微者属虚证、寒证,见于久病者;高热神昏、谵语狂言者多属热证、实证,见于初病或体质素盛者;气息低促乃正气不足,气粗喘息是热毒内攻,正盛邪实之象。

（2）嗅气味：主要是嗅患者的口气、分泌物及排泄物的异常气味,以鉴别疾病。各种排泄物或分泌物,有恶臭者多属实热证,略带腥味者多属虚寒证。

三、问诊

（1）一般情况：包括患者的姓名、性别、年龄、籍贯、职业等。

（2）主诉：详细询问患者最明显、最突出的主观痛苦感觉及发病时间,并简要概括之。

（3）发病起因：详细询问发病的起因,对诊断有很大的帮助,如一般外伤引起的颈痛伴颈性血压异常者,应询问外力的方式、性质及轻重程度等;内伤疾病应询问引起疼痛的可能原因与诱因等。

（4）现病史：应包括发病时间、原因、初起症状、发展情况、疼痛性质及诊断治疗情况。如发病前曾在何医院诊治,进行过何种检查、服何种药物、做过何种手术、效果如何等。

（5）既往史：过去健康情况,曾患过何种疾病,做过何种手术、有无药物过敏史。

（6）个人史：与患者劳动职业性质有关的情况,可能是引起疾病的直接或间接因素,如颈背腰痛患者,没有典型的外伤病史者多数则与长期的工作姿势或寒冷引起的损伤及居住环境的潮湿和天气变化的寒热有关。

（7）妇女经孕：女性患者应询问月经或胎孕情况。因治疗颈背腰痛的药物一般多为活血化瘀、止痛行气之品,有碍胎元和影响经带,若不加询问而草率用药,可造成堕胎和崩漏之弊。

（8）家族史：了解有无遗传性疾病。

（9）二便：主要是询问大小便的性状、颜色和次数,有无二便失禁,如腰背部外伤疼痛而伴有血尿者,多有泌尿系损伤。

（10）其他：对部分颈源性血压异常患者,还应注意询问有无恶寒、发热及晕厥情况,一般外伤后颈源性血压异常患者出现低热多因瘀血化热引起。颈源性血压异常患者如有晕厥应了解晕厥原因及有关情况,如颈背腰部受伤后,应了解清当时有无呕吐、晕厥及时间长短,有无逆行性健忘及清醒后是否有再昏厥等情况。

四、切诊

切诊包括脉诊和触诊两部分,是医者运用指端的触觉在患者颈背的一定部位进行触、摸、按、压以了解疾病的方法。

1. 脉诊

正常脉象的至数是一呼一吸脉来四至,脉象和缓有力,从容有节、不快不慢、即具备"有神""有胃气""有根"三个特点。颈性血压异常患者的脉象,常因变化发展阶段不同而有所变化。浮脉、数脉、洪脉、滑脉多见于外伤感染,热邪亢盛或血瘀化热之象;沉脉、涩脉、弦脉常见于损伤时的剧烈疼痛;紧脉多见于寒证及痛甚;细脉多见于病久体虚,又主湿病;病久阴血亏损或外伤失血过多,则见孔脉;迟脉多生寒邪凝滞及气滞血瘀;虚脉多主气血两虚,尤多气虚。总之,临床论断时当脉证合参。

2. 触诊

对颈性血压异常的诊断,其病变部位的触诊有着特殊重要的意义。部分患者有明显的外形可征。

(1)摸肤温:一触摸病变皮肤的温度,以辨别病变部位属寒或属热。皮肤灼热者为阳证、热证,一般多见于外伤或积瘀肿胀的新伤;皮肤发凉者为阴证,一般见于气血阻滞兼有寒湿。

(2)触摸肿块:注意检查颈背部有无肿块及条索状物及其大小、形状、硬度、活动度,表面情况与周围组织的关系及温度、皮肤色泽的变化,以了解肿块及条索状物的性质。

(3)按压痛:根据压痛的部位、范围、程度以鉴别颈源性血压异常的性质和轻重程度。一般属虚病者喜按;属实痛者拒按;有固定不移的压痛点,往往是病变所在的位置。

(4)触摸畸形与异常活动:观察颈背腰部脊柱有无病理性弯曲、突凸、畸形及旋转屈伸障碍。

第二节／颈性高血压辨证分型

一、辨证要点

（一）八纲辨证

八纲即指阴、阳、表、里、寒、热、虚、实八类证候,其中阴阳又是八纲中的总纲,表、热、实证属阳;里、寒、虚证属阴。八纲辨证是中医辨证方法的基础和核心,通过八纲辨证把四诊获得材料综合分析,进而用阴、阳、表、里、虚、实、寒、热这八类证候归纳说明病变的部位、性质及病变过程中正邪双方力量对比等情况。故八纲辨证是各种辨证的总纲,对疾病的辨证具有普遍的指导意义,对诊断颈源性血压异常有执简驭繁、提纲挈领的作用,可为临床治疗提供理论依据。临床上尽管颈源性血压异常的病因复杂,证候多变,但基本上都可以归纳于八纲之中,其临床类别不外阴证、阳证;其病位深浅不在表就在里;病邪性质不是热证,便是寒证;其邪正的盛衰,不外邪气盛之实证和正气衰之虚证。

1. 表里辨证

表里辨证是辨别病变的部位、病邪之深浅及病势趋向的一种辨证方法。一般而言,颈背痛在皮毛、肌肉、部位浅者属表证;病在脏腑、血脉、骨髓、病位深者属里证。新病病程短者属表证;久病病程长者属里证。颈背痛伴发热恶寒者为表证;发热不恶寒或但热不寒者为里证。舌苔无变化或仅有舌尖红者为表证;舌苔有异常表现者为里征。脉浮者为病在表;脉沉者为病在里。

（1）表证:多见于颈性血压异常的初期阶段,是病位浅在肌肤的一类证候,具有起病急、病程短的特点,一般多由六淫之邪从皮毛、口鼻侵入人体而发病。其局部或有红、肿、热、痛等表现。

（2）里证:多见于颈源性血压异常由内伤疾患引发者,局部可有疼痛拒按、疼点局限,皮色不变或紫黯的临床表现。里证临床上又有里虚寒和里实热之分,里实热证见口渴神昏、烦躁错语、胸腹胀满、疼痛拒按、大便秘结、舌绛红、苔黄糙;里虚寒证见面色晦暗、身冷畏寒、嗜卧、小便清长、大便溏泻、脉象沉迟或虚弱、舌淡、苔白滑。里证包括的范围极广,凡非表证的一切证候皆属里证,即包括了病位深在于内（脏腑、经络、气血、骨髓等）的一类证候。其成因是由表证进一步发展,表邪入里而成;二是外邪直接侵犯脏腑而成;三是情志内伤、饮食劳倦等因素直接影响脏腑,使脏腑功能失调而致。其证候详见于虚实寒热辨证及脏腑气血经络辨证有关章节。

在颈源性血压异常病变过程中,表里两者可以互相转化,也可表现为表里同病,临床当详之。

2. 寒热辨证

寒热是辨别疾病性质、阴阳偏盛偏衰的两个纲领。

(1)寒证:多由阴寒之邪或内伤久病,阳气耗伤、阳虚阴盛、机体的功能活动衰减所表现的证候。常见于颈背部陈旧性损伤、骨与关节结核、血栓闭塞性脉管炎等疾病而致疼痛者,局部表现为皮色不泽、不红、不热、疼痛麻木、肿硬或萎缩。里虚寒证者常伴有面色苍白、肢冷畏寒、喜暖喜按、口淡不渴、小便清长、大便溏薄、舌质淡苔薄、脉沉或虚细等全身症状。表寒证者常伴有外感风寒之恶寒发热、头身疼痛、鼻塞咳嗽、苔白、脉浮之证。

(2)热证:热证多是在颈背痛病变过程中,感受热邪或阳盛阴虚、表现为机体的功能亢进的证候。其实热证多由外感火热之邪,或因七情过极、郁而化火;或饮食不节、积蓄为热;或外伤,或伴急性化脓性感染等疾患;或房室劳倦、劫夺阴精、阳虚阳亢所致。临床表现多伴见发热喜凉、口渴饮冷、面红目赤、小便短少、大便燥结、舌红苔黄、脉数;或见五心烦热、口干咽燥、舌红少津、脉细数。临证之时,寒证、热证可互相转化或寒热错杂出现,当须详辨。

3. 虚实辨证

虚实辨证是分辨邪正盛衰的两个纲领。

(1)虚证:虚证指正气不足所表现的证候,临证有阴、阳、气、血虚损的区分,多见于骨关节结核或疾病的后期所致的颈背痛者或颈背痛日久,正气耗伤所致者。由于虚证有阴虚、阳虚、气虚、血虚等多种证候的不同,所以临床表现错综不一,很难概括全面。在颈源性血压异常中,常见的有面色苍白或萎黄、精神萎靡、身疲乏力、心悸气短、形寒肢冷或五心烦热、自汗盗汗、大便滑脱、舌红少苔或舌淡、脉虚无力。

(2)实证:实证是由邪气过盛、正气未损所反映出来的一类证候,表示邪正斗争处于激烈的阶段。其形成原因一是外邪侵入机体;一是由于内脏功能失调,代谢障碍,以致痰饮、水湿、瘀血等病理产物停留在体内所致。其临床表现亦极不一致,多见于颈背部内伤蓄瘀等疾患,局部表现为痛有定处、疼痛拒按,或有肿胀。全身症状可伴见发热、烦渴、胸腹胀满、大便秘结、小便短赤、舌红苔黄厚、脉洪数或滑。

虚证和实证,在颈源性血压异常临床上具有正气不足和邪气过盛的本质区别,但邪正虚实之间又相互联系,相互影响,可见虚实夹杂。实证转虚、因虚致实等证,也可见真虚假实、真实假虚之象,即前人所谓"大实有赢状""至虚有盛候"。临证需详加审察,分清主次。

4. 阴阳辨证

阴阳是辨别疾病性质的总纲领,其运用范围甚广,大之可以概括整个病情,小之可以用于一个症状的分析。它可以把握疾病发生发展过程的整体性、确定性与相关性。颈源性血压异常的证候虽然复杂多变,但总不外阴、阳两大类别。阴、阳是区分疾病类别、归纳证候的总纲,可以用于统括其余的六个方面,即表、热、实证属阳证,里、寒、虚证属阴证。

(1)阴证:阴证是指体内阳气虚衰、寒邪凝滞的病变和征象。一般起病慢、病程长、病位深、初起局部症状和体征常不明显,随着病情发展而渐趋明显或严重。全身情况多在颈背部疼痛的同时伴有虚证、寒证的正虚表现。

(2)阳证:阳证是指体内热邪空盛、阳气偏亢的病变和征象。一般起病急、病程短、病位浅、初期局部症状和体征比较明显,随着病情发展,而更加明显或严重,全身情况多有实证、热证的邪盛表现。在颈背痛临床上为了更好地进行辨证,常常根据患者的症状和体征表现特点用阴证和阳证进行归类,从而起到提纲挈领和对比鉴别的作用。一般来说,凡是表现为兴奋、躁动、亢进、明亮的征象,归属阳证;凡是表现为抑郁、沉静、衰退、晦暗的征象归属阴证。

阴阳本身的病变,即阴阳的相对平衡遭到破坏所引起的病变,除寒证、热证之外还有阴虚、阳虚、亡阴、亡阳等证候。阴虚的临床表现除见形体消瘦、口燥咽干、眩晕失眠、脉细舌净等阴液不足的证候外,还常伴见五心烦热、潮热盗汗、舌绛红、脉数等阴不制阳、虚热内生的证候。阳虚证除见神疲乏力、少气懒言、嗜睡、脉微无力等气虚功能衰减的症状外,还常兼见畏寒肢冷、口淡不渴、尿清便溏或尿少肿胀、面白舌淡等阳不制阴、水寒内盛的证候。

亡阴、亡阳是属于疾病过程中的危重证候,在颈源性血压异常中很少见到,故不在此多做论述。

八纲辨证反映了病变过程中各种矛盾的几个主要方面,是相互联系,不可分割的,如从表里而言,可有寒热的区别和虚实不同。同时八纲中各种证候,都不是静止不变的,在一定条件下可以互相转化,如表证可以入里,寒证可以化热,实证可以转虚,阳证可以转阴等。因此,在辨证时,必须随时注意疾病的发展和变化,要注意归纳辨证,善于综合分析,抓住主要矛盾,认识疾病的本质。

(二)脏腑辨证

脏腑辨证是根据脏腑的生理功能、病理变化,对颈背腰痛的证候进行分类归纳,借以推究病因病机,判断病变的部位性质以及正邪盛衰状况的一种辨证方法。八纲辨证是辨证的纲领,但八纲辨证只是分析、归纳各种证候的类别、部位、性质、正邪盛衰等关系的纲领。如果要进一步分析疾病的具体病理变化,就必须落实到脏腑上来,用脏腑辨证的方法才能解决。脏腑辨证的主要内容包括脏病辨证、腑病辨证及脏腑兼病辨证等部分。颈背腰痛虽发生于体表,但根源于内脏,故脏腑辨证实为颈背腰痛的诊断基础。

1. 心系病辨证

(1)心气虚

【病因病机】思虑伤神,劳心过度致心气虚,运血无力。

【疼痛特点】颈背腰部疼痛,胸部隐痛。

【全身症状】心悸气短,活动时甚,神疲体倦,自汗少气,面色㿠白。

【舌、脉象】舌淡苔薄白,脉细弱。

(2)心阳虚

【病因病机】久病体虚,暴病伤阳耗气,年高脏器功能衰弱,禀赋不足等原因致心阳不振。

【疼痛特点】颈背腰部凉麻疼痛,得暖痛减。

【全身症状】心悸气短动则甚,畏寒喜暖,胸闷背沉,甚者可见大汗淋漓,口唇青紫,面色晦暗,四肢厥冷,呼吸微弱,或见神志模糊等心阳虚脱之危候。

【舌、脉象】舌质淡暗胖嫩,脉细弱或虚大。

(3)心血虚

【病因病机】思虑劳心过度,以致心血亏损,阴津暗耗。

【疼痛特点】颈背腰部疼痛,烦闷不适。

【全身症状】心悸健忘,失眠多梦,头晕目眩,面色不华,唇甲色淡。

【舌、脉象】舌质淡,苔薄白,脉细弱。

（4）心阴虚

【病因病机】血之化源不足,或继发于失血之后,或热病伤阴,亦有因七情内伤,劳心过度,阴血暗耗而致。

【疼痛特点】颈背腰部烦热疼痛。

【全身症状】心悸健忘,失眠多梦,口燥咽干,五心烦热。

【舌、脉象】舌红少津,脉细数。

（5）心火亢盛

【病因病机】情志之火内发,或六气郁而化火,或过食辛热温补之品而致。

【疼痛特点】颈背腰部疼痛,烦闷不适。

【全身症状】心烦失眠,面赤口渴,口舌生疮,甚者狂躁谵语,小便赤涩刺痛。

【舌、脉象】舌红苔薄黄,脉数。

（6）心血瘀阻

【病因病机】劳倦伤心,心气不振,气滞脉中,血瘀痹阻,络道失和,或阳气亏虚,无力温运血脉,血行不利,进而形成瘀血阻滞心脉。

【疼痛特点】胸背刺痛,重者暴痛欲绝。

【全身症状】心悸,面唇青紫不泽。

【舌、脉象】舌质暗红有瘀斑,脉细涩。

2. 肝系病辨证

（1）肝气郁结

【病因病机】情志郁结,郁怒伤肝,或其他原因引起的肝失疏泄,气机郁结不畅。

【疼痛特点】颈背腰部胀痛不适连及胸胁,其痛走窜不定,痛无定处。

【全身症状】情志忧郁易怒,胸闷善太息,胸胁胀痛,或咽中如梗,吞之不下,吐之不出,或见腹部癥瘕。

【舌、脉象】舌红苔黄,脉弦。

（2）肝火上炎

【病因病机】肝胆疏泄无权,气郁化火,火随气窜,或上扰巅顶。

【疼痛特点】颈背腰肋灼痛而烦。

【全身症状】头痛眩晕,耳鸣,面红目赤,口苦咽干,烦躁易怒。

【舌、脉象】舌红苔黄糙,脉弦数。

(3) 肝阳上亢

【病因病机】肝肾阴虚,不能制约肝阳,以致肝阳亢逆于上,或因郁怒焦虑,气郁化火,内耗阴血,阴不制阳所致。本证以阳虚为本,阳亢为标。

【疼痛特点】颈项肋背疼痛而烦。

【全身症状】眩晕耳鸣,头痛且胀,面红目赤,急躁易怒,失眠多梦。

【舌、脉象】舌红苔黄,脉弦数。

(4) 寒滞肝脉

【病因病机】感受寒邪,厥阳经脉受侵,肝气不畅,络脉痹阻。

【疼痛特点】颈背腰部掣痛,受寒则甚,得热则缓。

【全身症状】两胁及少腹坠胀掣痛,并牵及睾丸,畏寒肢冷。

【舌、脉象】舌嫩滑,苔薄白,脉沉弦或迟。

(5) 肝经湿热

【病因病机】感受湿热之邪或嗜酒肥甘,化生湿热,或脾胃运化失常,湿浊内生,湿郁化热,湿热蕴结肝胆所致。

【疼痛特点】颈背腰部沉重胀痛。

【全身症状】口苦纳呆,呕恶腹胀,大便不调,小便短赤,或身目发黄,女子带下黄臭,外阴瘙痒等。

【舌、脉象】舌红苔黄腻,脉弦数。

(6) 肝血不足

【病因病机】脾胃虚弱,生血不足,或失血过多,或久病耗伤肝血所致。

【疼痛特点】腰背麻木疼痛,筋脉拘急。

【全身症状】面色无华,爪甲不荣,皮肤干燥,眩晕耳鸣,眼睛干涩,视物不清,妇女经少或闭经。

【舌、脉象】舌质淡,苔薄白,脉弦细。

3. 脾系病辨证

(1) 脾气虚弱

【病因病机】素体气虚或劳倦过度,或病久耗伤脾胃之气,升清降浊无权,造成生血功能障碍,气血虚衰,外不能充养肌肉,内不能充分灌溉五脏六腑,颈背腰部关节长期缺之气血的濡养,肌萎肉缩,导致关节僵硬,屈伸不利而疼痛。

【疼痛特点】颈背腰部持续麻木疼痛,酸沉无力,劳累过度则疼痛加重,休息后稍舒。

【全身症状】少气懒言,四肢倦怠,消瘦乏力,或食后脘腹胀满,大便溏。

【舌、脉象】舌质淡,苔白,脉濡或缓。

(2)脾阳虚衰

【病因病机】饮食失调,过食生冷肥甘,或过用寒凉药及久病失养,脾阳不振,运化无力;或素有风湿痼疾,体弱或因疲劳过度,加之睡卧姿势不当,致使肌肉长时间受到牵拉,引起疼痛或感受寒湿之邪而得。

【疼痛特点】腰背酸困乏力疼痛,喜暖喜按。

【全身症状】畏寒喜暖,四肢不温,纳差腹胀,面色少华,肢体浮肿,大便稀溏,女子白带清稀量多。

【舌、脉象】舌体胖大,苔白滑,脉沉细。

(3)脾气下陷

【病因病机】多由脾虚中气不足发展而来,或久泄久利,过度劳倦所致。

【疼痛特点】颈背腰腹重坠疼痛。

【全身症状】气短乏力,语言低怯,食少脘腹坠胀,便意频频,或久泄脱肛,女子子宫下垂,或白带清稀量多。

【舌、脉象】舌淡苔白,脉沉细。

(4)脾不统血

【病因病机】病久脾气虚损,或劳倦伤脾,以致统摄无权。

【疼痛特点】腰背、脘腹疼痛,或见病变部位有皮肤出血点。

【全身症状】便血,女子月经过多,崩漏以及其他出血症状,同时伴有脾气虚,脾阳虚的证候。

【舌、脉象】舌淡苔白,脉沉弱无力。

(5)寒湿困脾

【病因病机】涉水淋雨,久居雾露潮湿之处,或久卧湿地、过食生冷,或内湿素盛,中阳被困,脾失运化。

【疼痛特点】腰背沉重疼痛如坐水中,如负带重物。

【全身症状】身体沉重,头重如裹,脘闷纳差,口淡口黏不欲饮,泛恶欲吐,腹痛溏泻。

【舌、脉象】舌胖苔白腻,脉濡。

（6）湿热内蕴

【病因病机】感受湿热之邪或饮食不节,过食肥甘酒酪,酿成湿热,内蕴脾胃所致。

【疼痛特点】脘腹腰背重胀疼痛。

【全身症状】目黄身黄,脘腹胀满,不思饮食,身体困重,皮肤发痒,小便涩赤不利。

【舌、脉象】舌淡苔腻,脉濡或细数。

4. 肺系病辨证

（1）肺气虚

【病因病机】劳伤过度,病后元气未复,或久咳伤气,肺气虚卫外不固,风寒湿邪乘虚侵袭,经络受阻,气血凝滞,则致颈背腰痛诸证。

【疼痛特点】颈背腰部酸痛乏力。

【全身症状】面白自汗,咳而短气,倦怠懒言,痰液清稀,畏风形寒,喜暖恶冷。

【舌、脉象】舌淡苔薄白,脉虚弱。

（2）肺阴虚

【病因病机】外感燥邪或劳损所伤,或久咳耗伤肺阴所致。

【疼痛特点】胸背腰部疼痛不适。

【全身症状】干咳短气,痰少而稠,或咳痰带血,口燥咽干,声音嘶哑,形体消瘦,甚则午后潮热,五心烦热,颧红盗汗。

【舌、脉象】舌红少津,脉细数。

（3）寒邪犯肺

【病因病机】外感风寒,寒邪犯肺,肺气不宣,或寒饮内阻,肺失肃降。

【疼痛特点】颈背腰部紧痛。

【全身症状】咳嗽气急,痰稀白量多,口不渴,四肢酸楚,或见恶寒发热,头身痛。

【舌、脉象】舌淡苔白滑,脉弦紧或沉紧。

（4）热邪壅肺

【病因病机】风热犯肺,热邪上受,或热邪迫肺,或痰热久积,热邪蕴肺,肺失清肃。

【疼痛特点】颈背部疼痛不适,咳喘胸痛。

【全身症状】咳喘息粗,咳痰黄稠,咽痛口渴,或见发热,微恶风寒,或胸痛咳吐脓血,小便短赤,大便秘结。

【舌、脉象】舌红苔黄,脉数。

（5）痰浊阻肺

【病因病机】感受风寒湿邪,或咳喘日久,以致肺不布津,或形寒饮冷,水饮痰浊内聚,或脾气素虚,湿聚成痰,上渍于肺所致。

【疼痛特点】颈背腰部沉重而痛。

【全身症状】胸背痛倚息不得卧,咳嗽胸闷,喉中痰鸣,痰黏稠或稀白。

【舌、脉象】舌淡苔腻,脉滑。

5. 肾系病辨证

（1）肾气不固

【病因病机】年高肾气衰弱,或年幼肾气不充,或久病失养,劳损过度,致肾气亏耗,封藏固摄失职,致腰部经脉失于精血濡养。

【疼痛特点】腰脊沉重而痛,俯仰转侧困难,时轻时重,喜揉喜按,劳累过度或蹲位时疼痛加重,休息则痛减。

【全身症状】气短乏力,阳痿,早泄,遗精,尿频失禁,女子带下清稀,崩中漏下。

【舌、脉象】舌质淡,苔白滑,脉沉弱。

（2）肾阳虚衰

【病因病机】禀赋薄弱,久病体虚,年高肾亏,或房劳伤肾,下元亏损,命门火衰。

【疼痛特点】腰背冷痛重着,活动受限,朝轻暮重,得暖则舒。

【全身症状】面色㿠白,形寒肢冷,腰膝酸软,男子阳痿,女子宫寒不孕。

【舌、脉象】舌淡苔白,脉沉细无力。

（3）肾精不足

【病因病机】多由先天禀赋不足,发育不良,或后天失养,或劳倦过度,久病伤肾所致。

【疼痛特点】腰背部空痛,其痛绵绵不休,遇劳累则甚,休息后可暂时减轻。

【全身症状】发脱齿摇,健忘失眠,足萎无力,男子精少不育,女子经闭不孕。

【舌、脉象】舌淡苔薄白,脉沉细或细弱。

(4) 肾阴亏虚

【病因病机】多因久病伤肾或房事不节,或失血耗液,或过服温燥劫阴之品,或情志内伤,暗耗肾阴所致。

【疼痛特点】颈背腰脊酸软疼痛。

【全身症状】五心烦热,心烦失眠,颧红盗汗,男子遗精,女子梦交等。

【舌、脉象】舌红少苔,脉细数。

6. 脏腑兼病辨证

人体各脏腑之间,在生理功能上是密切联系的,因而在发生病变中,亦常互相影响。脏腑兼病,证候极为复杂,但一般仍以脏与脏的兼病为主。现将颈背腰痛在临床上最常见的脏腑兼病介绍于下。

(1) 心肾不交:心阳下降于肾,以温肾水。肾阴上济于心,以养心火。心肾相交,则水火既济。若肾阴不足,心火独亢;或心火亢于上,不能下交于肾,心肾阴阳水火失去协调既济的关系,既致心肾不交。

【病因病机】多因久病、劳倦、房事不节,损伤心肾之阴;或五志过急,心火亢盛,下及肾阴,或心火亢于上,不能下交于肾,以致心肾不交,水火失济。

【疼痛特点】颈背腰膝酸困疼痛。

【全身症状】虚烦不眠,心悸健忘,头晕耳鸣,咽干口渴,或潮热盗汗。

【舌、脉象】舌尖红,苔薄黄,脉细或细数。

(2) 心肾阳虚:心肾之阳协调共济,以温煦脏腑,运化血液,气化津液。心肾阳虚常可导致阴寒内盛、血行瘀滞,水气停蓄等病变。

【病因病机】多因久病不愈,或劳倦内伤,以致心肾阳虚。

【疼痛特点】颈背腰部酸困发凉而痛。

【全身症状】形寒肢冷,心悸怔忡,尿少身肿,唇甲青紫。

【舌、脉象】舌质青紫暗淡,苔白滑,脉沉。

(3) 肺肾阴虚:肺肾阻津互相滋养,肾阴为一身阴液之根本,肺肾阴虚失其濡养,则燥热内生。故肺失清肃而气逆,肾失滋润而火动,则是肺肾阴虚的病变特点。

【病因病机】久咳伤肺,肺虚不能输津滋肾;或劳伤过度,肾阴虚竭,以致阴津不能上承或虚人灼肺,形成肺肾阴虚之证。

【疼痛特点】颈背沉,腰膝酸软疼痛。

【全身症状】咳嗽痰少,或痰中带血,口燥咽干,或心烦少寐,骨蒸潮热,盗汗颧红,男子遗精,女子月经不调。

【舌、脉象】舌红少苔,脉细数。

(4)肝肾阴虚:肝肾同源,肝阴与肾阴互相滋生,盛则同盛,衰则同衰。肾阴不足常导致肝阴下足,肝阴不足亦会使肾阴亏损。阴虚则阳亢,故肝肾阴虚证以阴液亏虚,阳亢火动为其病变特点。

【病因病机】多因七情内伤,劳伤精血,或久病不愈,耗损肝肾之阴所致。

【疼痛特点】胸胁胀满,腰膝酸软疼痛。

【全身症状】头晕目眩,健忘失眠,耳鸣如蝉,咽干口燥,五心烦热,颧红盗汗,男子遗精,女子月经量少。

【舌、脉象】舌红少苔,脉细数。

(5)脾肾阳虚:脾为后天之本,肾为先天之本,脾肾阳气互相滋助,在温煦肢体,运化水谷精微,气化水液等功能方面起着协同作用。故脾肾阳虚,则表现为阴寒内盛,运化失职,水液停滞等病变。

【病因病机】多因病久耗气伤阳,或水邪久踞,或久泄迁延,以致肾阳虚衰不能温养脾阳,或脾阳久虚不能充养肾阳,终则脾肾阳气俱伤。

【疼痛特点】腰背或少腹冷痛。

【全身症状】形寒肢冷,面色㿠白,下利清谷,或五更泄泻,或面浮肢肿,小便不利,甚则水膨胀满。

【舌、脉象】舌质淡嫩,苔薄白,脉沉弱。

(6)心肺气虚:肺主气,心生血脉,气以帅血,血以载气,肺朝百脉。心肺在生理上密切联系,在病理上互相影响。肺气虚弱,宗气生成不足,则运血无力;心气不足,血行不畅,也会影响肺气的输布与宣降,故心肺气虚常表现为血运障碍。

【病因病机】多因劳倦过度,或久病咳喘,耗伤心肺之气所致。

【疼痛特点】颈项不适,胸背憋闷疼痛。

【全身症状】心悸气短,咳喘少气,自汗乏力,面色㿠白或暗滞,甚者可见口唇青紫。

【舌、脉象】舌质暗淡,或见瘀斑,脉细弱。

(7)肝脾不调:肝主疏泄,脾生运化,相互协调,则气机通畅,运化自如。若肝郁气滞,影响于脾,脾失健运,或脾虚湿蕴,影响于肝,致肝失疏泄,均可形成肝脾不调。

【病因病机】多因郁怒伤肝,饮食劳倦伤脾,以致肝郁脾虚,肝脾失调。

【疼痛特点】腰背胸胁胀满疼痛。

【全身症状】精神抑郁或性情急躁,纳食减少,腹胀便溏,或大便不畅,肠鸣关气,腹痛泻泄。

【舌、脉象】舌淡苔白,脉弦。

(8)肝胃不和:肝主流泄,胃主受纳和降,肝气得舒则胃气得降。若肝郁气滞,疏泄失职,则可病及于胃,使胃失和降,从而形成肝胃不和的病变。因其多由肝气不舒而影响于胃,故又称肝气犯胃。

【病因病机】多由情志不舒,肝郁胃弱,肝气横逆犯胃而致。

【疼痛特点】腰背、胸胁、胃脘胀满疼痛。

【全身症状】见逆嗳气,吞酸嘈杂,郁闷或烦躁易怒。

【舌、脉象】舌苔薄黄,脉弦。

(9)肝火犯肺:肝主升发,肺主肃降,升降相因,则气机调畅。若肝气升发太过,火气亢逆上行,影响于肺,则肺失清肃,燥咳不宁,从而形成肝火犯肺的病变。

【病因病机】多由情志郁结,或邪热蕴结肝经,郁而化火,上犯于肺所致。

【疼痛特点】腰背、胸胁灼痛。

【全身症状】急躁易怒,头晕目赤,烦热口苦,咳嗽阵作。

【舌、脉象】舌红苔薄黄,脉弦数。

(10)膀胱湿热:膀胱位于下腹,是人体主持水液代谢的器官之一,有贮尿和排尿的作用。在人体水液代谢过程中,水液通过肺、脾、肾、三焦诸脏腑的作用,布散周身,被人体利用后下达膀胱,生成尿液,通过膀胱的气化功能而排出体外。

【病因病机】多由外感湿热之邪,蕴结膀胱,或饮食不节,湿热内生,下注膀胱所致。

【疼痛特点】腰背剧痛难忍。

【全身症状】尿急尿频,尿涩少而痛,尿黄赤混浊或尿血,或尿有砂石,可伴有发热。

【舌、脉象】舌红苔黄腻,脉数。

(三)气血、筋骨辨证

1. 气血辨证

气和血是人体生命活动的动力和源泉,它既是脏腑功能的反映,又是脏腑活动的产物,人体病理变化无不涉及气血。所以认识和分析气血的病机病证,对深入探讨颈背腰痛的病理变化,指导临床实践有重要意义。

从病理而言,脏腑发生病变可以影响到气血的变化;而气血的病变,也必然要影响到某些内脏,故气血病变的证候,就包括在脏腑不同证候之中。

(1)气病辨证:气的病变很多,一般可概括为气虚、气陷、气滞、气逆。

1)气虚证:气虚证是脏腑功能衰退所表现的证候。

【病因病机】多因年老体衰,劳伤过度,久病失养,耗损元气,脏腑功能衰退或产后正气虚弱,致气行缓慢,经络痹阻。

【疼痛特点】颈背腰部隐痛,久卧久坐久站劳累及晨起时加重。

【全身症状】面色㿠白,头晕目眩,少气懒言,疲倦乏力,心悸自汗,食欲不振,小便清长而频。

【舌、脉象】舌淡苔薄白,脉细弱。

2)气陷证:气陷常为气虚病变的一种,为气虚之甚,以气的无力升举为其主要特征。

【病因病机】久病年老体弱,饮食失调等原因,致元气不足,脏腑功能减退。

【疼痛特点】腰腹坠痛。

【全身症状】面色无华,短气懒言,身倦乏力,妇女崩中漏下,阴挺下脱等。

【舌、脉象】舌淡苔薄白,脉虚弱无力。

3)气滞证:气滞证是指人体某一部分或某一脏腑气机阻滞,运行不畅所表现的证候。

【病因病机】情志不畅,饮食失调,感受外邪或用力努伤、闪挫等因素引起。

【疼痛特点】颈背腰部胀闷疼痛,聚时有形,散则无迹,时轻时重,窜痛无常,每在嗳气或矢气后减轻,常与精神因素有关,喜缓怒甚。

【全身症状】胸痞脘闷,痰多喘满,气粗腹胀,大便秘结。根据气滞的病因和发生病变的脏腑不同,除上述症状外,各脏腑表现又有各自不同的特点。

【舌、脉象】舌红苔黄,脉弦或数实。

4）气逆证：气逆是指气机升降失常，气逆不顺。一般多指肺胃之气上逆以及肝气升发太过所致的肝气上逆的病理变化。

【病因病机】郁怒伤肝，升发太过，气火上逆；或感受外邪，痰浊壅滞，肺气不降而上逆，或疾食阻滞气机，胃气失和而上逆。

【疼痛特点】颈背腰部攻胀作痛，走窜不定。

【全身症状】以肺气上逆为主者，其特点为咳嗽喘息；胃气上逆者则见呃逆嗳气，恶心呕吐；肝气升发太过则见头痛眩晕、昏厥或呕血。

【舌、脉象】舌红苔黄，脉弦数。

（2）血病辨证：血的病证颇多，概括起来主要有血虚、血瘀、血热三个方面，三者的病因病机既有区别又有联系，如出血是血虚的病因又可能是瘀血的病机。

1）血虚证：血虚证是由于血之不足，不能濡养脏腑经脉而出现的证候。

【病因病机】失血过多或脾属虚弱，化源不足或七情过度，暗耗阴血致脏腑百脉失养。

【疼痛特点】颈背腰部酸痛麻木，活动不利。

【全身症状】面色苍白或萎黄，唇舌爪甲色淡无华，头目眩晕，心悸怔忡，疲倦乏力或手足麻木，皮肤干燥，女子经行量少或闭经。

【舌、脉象】舌淡苔薄白，脉细无力。

2）血瘀证：凡离经之血，不能及时排出消散而瘀滞于某一部位，或血液运行受阻瘀积于经脉脏腑之内均属瘀血。血瘀证的证候特点是致病病因多为有形之邪，属于实证。

【病因病机】机体受到外界致病因素的影响，如跌仆损伤，感受寒邪等，或心肝脾的功能发生障碍，使血液循行速度减慢或导致血液溢于脉道之外，积于体内而致血瘀证。

【疼痛特点】颈背腰部刺痛难忍，其痛拒按，夜间尤甚，痛处固定，或有肿块。

【全身症状】肌肤甲错，面色黧黑，女子月经闭止或有血块，肌肤浅表部位有瘀斑。

【舌、脉象】舌质紫暗或有瘀斑，脉涩。

3）血寒证：指寒客血脉，主要表现为瘀血疼痛。

【病因病机】感受寒邪，寒客血脉，机体阳气被困遏，寒为阴邪，其性凝敛，客守血脉,血凝涩不畅。

〖疼痛特点〗颈背腰部疼痛,其痛拒按,得暖痛减。

〖全身症状〗形寒肢冷,口淡不渴,小便清长,大便溏;或有外寒客于肌表之恶寒发热、头身疼痛等证。

〖舌、脉象〗舌淡而暗,脉沉迟。

4) 血热证:指血分有热或热邪侵犯血分的证候。

〖病因病机〗感受热邪或情志所伤,或脏腑功能失调,或瘀血留滞,郁而化热,均可致血热搏结或热伤血络,迫血妄行。

〖疼痛特点〗疼痛喜冷恶热,拒按,或见出血之象。

〖全身症状〗心烦躁扰发狂,口干不喜饮,身热以夜间为甚或见各种出血证,女子月经前期量多。

〖舌、脉象〗舌绛红,脉细数。

(3) 气血同病的辨证:气属阳,血属阴,气之于血有温煦、生化、推动、统摄的作用,血之于气有濡养、滋润、运载等作用。在正常生理情况下,气血阴阳是处于相对平衡的,气血相辅而疗,循行全身不息。故有"血随气行""气为血帅""血为气母"之说。一旦气血的生理关系遭到破坏时,一则运行失常,形成局部的气血凝滞,阻于肌肉或沉于筋骨,损伤脏腑或经络,导致气血同病。正如《素问·调经论》所说:"血气不和,百病乃变化而生。"如气虚无以生化,血必因之而虚少;气寒无以温煦,血必因之而凝涩;气虚无以推动,血必因之而瘀阻;气陷不能统摄,则血亦因之而外溢。反之,血虚无以载气,则气亦随之而少;气失去血的濡,则燥热诸疾由之而生;尤其是血脱气无以附,可致阳气涣散不收,以致脱气亡阳等。故气血运行失常,气血凝滞实为颈背腰痛的发病基础和主要病机,也是其病理变化的结果。

1) 气滞血瘀

〖病因病机〗情志不遂,气滞血瘀或闪挫外伤等因素引起气机阻滞,血行瘀阻。

〖疼痛特点〗颈背腰部胀痛,走窜不定或刺痛拒按。

〖全身症状〗性情急躁,胸胁胀满,或见痞块,女子可见月经闭止或痛经,经色紫暗有块。

〖舌、脉象〗舌质紫暗或有瘀斑等,脉弦涩。

2）气虚血亏

【病因病机】多因久病不愈，气血两伤所致，或气虚不能生化，或先有失血，气随血耗而致气血内虚。

【疼痛特点】颈背腰部麻木疼痛，酸软无力。

【全身症状】少气懒言，乏力自汗，心悸失眠，面色萎黄或苍白。

【舌、脉象】舌质淡，苔薄白，脉细弱。

3）气虚失血

【病因病机】气虚统摄无权，以致血离经而溢于脉外。

【疼痛特点】腰背部空痛，麻木无力。

【全身症状】气短乏力，肢体倦怠，面色苍白，或见皮肤出血点、女子月经过多、崩漏等出血证候。

【舌、脉象】舌质淡，苔薄白，脉虚细或弱。

4）血瘀兼气虚证

【病因病机】血虚血瘀无以载气，气亦随之而少或随之而滞。

【疼痛特点】胸背腰脊疼痛如刺、拒按，肌肤甲错。

【全身症状】身倦乏力，心悸失眠，女子可见月经量少、有瘀块。

【舌、脉象】舌暗或有瘀斑，脉细涩。

5）血瘀兼血虚证

【病因病机】瘀血阻滞，新血不生，导致血虚；或本为血虚，又因其他原因引起血瘀；而各种出血之后，离经之血积滞于体内，瘀血阻络，血不循经，也是临床常见血瘀血虚证的形成原因。

【疼痛特点】颈背腰部疼痛拒按，痛处固定不移，轻则俯仰不便，重则呼吸牵引作痛。

【全身症状】头晕眼花，心悸失眠，皮肤干燥，肢体麻木，女子经少有瘀块，少腹刺痛。

【舌、脉象】舌质淡有瘀斑，脉细涩。

2. 筋骨辨证

筋骨有赖于气血温煦和肝肾濡养，其主要功能是连属关节，络缀形体，筋骨损伤，必然伤及气血和影响肝肾精气，而导致颈背腰痛发生。造成筋骨损伤的原因主要是外力伤害和劳损。人体受到外来的暴力及劳损等伤害之后，可以引起筋骨的损伤,在受伤部位出现疼痛、肿胀、功能障碍等病理变化。

人体的内在因素和筋骨损伤有密切的关系。人体正气强盛,机体受损伤的机会就少,外界致病因素只有在机体虚弱或致病因素超越了人的防御力量时,才能使人致病。如年龄、体质、局部解剖结构的异常及工种等皆与颈背腰痛的发生、发展及愈后有关。青年及肝肾气盛的人,筋骨盛强,不易损伤,即使筋骨损伤也每易修复,年老体衰及肝肾气虚的人,筋骨衰弱,每易致筋骨损伤,且损伤后修复迟缓。

(1)病因病机、疼痛特点

1)外力伤害:指急骤的外界暴力,如撞伤、扭伤、闪挫、跌仆、坠落等损伤,使筋脉受损、血溢脉外,停于肌肤经络之中,致瘀血凝滞,气血运行不畅,脉络不通,骨失精血濡养,久之致颈背腰痛诸证发生。其疼痛特点多为外有肿形、刺痛、痛有定处,血瘀时还可在伤处出现青紫。

2)筋骨失养:年老体衰或肝肾亏损,气血虚衰,血不荣筋,筋失所养,筋脉拘急萎缩而不用;骨失精血濡养,骨质疏松,运动不灵;或夜寐露宿受风感寒,寒凝筋膜,而致颈背腰痛的发生。其痛以腰背部空痛,伴眩晕耳鸣,肢体酸软无力、活动受限为特点。

3)劳损伤害:慢性劳损亦可引起筋骨损伤,如久卧、久行、久坐、久立或长期不正确姿势的劳动工作,或生活习惯不良而使人体某一部分长时间过度用力,积劳所伤,而致颈背腰痛发生。其疼痛以颈背腰部沉紧而痛,遇劳则甚,休息后稍减为特点。

4)风寒湿侵袭:单独风寒湿邪侵袭所致的筋骨损伤临床比较少见,多数是因为外力、劳损后复感风寒湿邪侵袭,导致颈背腰痛的发生,其中尤以劳损后复感寒湿侵袭的筋骨劳损最为多见。其痛以颈背腰部沉重疼痛,阴冷天加重为特点。

(2)筋骨与气血的关系:气血是维持人体生命活动的物质基础,筋骨依靠气血的温煦和肝肾精血之濡养发挥正常的生理功能。因为气为血帅,血为气母,故在伤筋动骨疾患中,气血损伤多同时出现,而筋骨损伤又可导致气血生理功能失常,临床常见气滞血瘀和气血双虚两类。

1)气滞血瘀:因外界暴力的作用,引起筋骨损伤,经络随之受伤,气机不利,血肿形成,使气血运行疏通发生障碍,导致颈背腰痛诸证发生。"气伤痛,形伤肿"。气血损伤之颈背腰痛常有伤气伤血之偏重。气滞重者,其特点为外无肿形,胀闷疼痛,疼痛范围较广,痛无定处,体表无明显压痛点;血瘀重者,外有肿形,刺痛固定不移,或在伤处出现青紫。

2)气血两虚:气血虚弱的原因在伤科中常有两种,一是素体气血不足,伤筋动骨后使气血愈虚;一是因血瘀形成,瘀血不去,新血不生,日久则导致气血双虚,引起全身或某一脏腑器官组织出现功能不足或衰退,发生颈背腰痛诸证。其特点为颈背腰部麻木疼痛,痛势隐隐,并伴见面色无华,疲倦乏力,头目眩晕,自汗气短,手足麻木,筋萎僵硬,关节活动不利,脉细弱等气血双亏、筋脉失养的症状。

(3)筋骨与五脏六腑的关系:筋骨与五脏六腑均有联系,但关系最为密切的为肝肾二脏。肝主筋藏血,肾主骨生髓。肝肾的亏损,可以出现衰老状态,首先表现为筋骨的运动不灵活,手足拘挛,肢体麻木,屈伸不利等症。骨是支持人体的支架,骨的坚硬依赖肾气的濡养,肾精不足则骨髓空虚,即可出现颈背沉紧,腰脊酸痛,腿足萎软,行动不便等症。肝肾亏虚主要发生在久病之后或年老体弱的患者。

(4)筋骨与经络的关系:经络是运行全身气血,联络脏腑枝节,沟通上下内外,调节体内各部分的通路,能起到濡养筋骨,滑利关节的作用。故筋骨损伤之时,经络也常受损,导致气血失调,脏腑不和,发生颈背腰痛。筋骨损伤日久,可以出现精神抑郁,食欲减退,面色苍白,气短乏力等脏腑功能减退的症状。脏腑内伤之后,不但本脏器可以出现病症,也可以影响到皮肉筋骨,使之因脏腑功能的减弱而容易受到外邪的侵袭。

(四)病因辨证

腰背疼痛虽然大多表现于躯干部,易于辨证,但因导致颈背腰痛的原因是多种多样的,如六淫、七情、跌仆外伤、饮食劳逸等。所以中医学认为,临床上没有无原因的证候,任何证候都是在某种原因的影响和作用下,患病机体所产生的一种病变反映。对颈背腰痛病因的认识,除了可能作为致病因素的客观条件外,主要是以本病的临床表现为依据,也就是通过分析本病的症状体征来推求病因,从而提供治疗用药的根据。即"辨证求因"或"审因论治"。

1. 六淫

风、寒、暑、湿、燥、火,在正常情况下,称为六气,是自然界六种不同的气候变化,在气候异常急骤的变化或人体抵抗力下降时,六气即成为致病因素,侵犯人体,发生疾病,此时之六气称"六淫"。六淫致病,多与季节气候、居住环境有关。六淫既可单独致病,又可两种以上同时侵犯人体而致病。且六淫之邪在一定条件下又可互相转化,其发病途径多侵犯肌表或由口鼻而入。在六淫之中,以风、寒、湿邪为颈背腰痛的常见原因。

(1)风因辨证:风为春季的主气,但一年四季均可发生。其致病特点:风为百病之长,是六淫中的主要致病因素,寒、湿、燥、热等邪多依附于风而侵犯人体,是外邪致病的先导;风为阳邪,其性开泄,具有善动不居,升发向上、向外的特性;风性善行而数变,具有病位行无定处,变化迅速,变幻无常的特性。故风邪所致颈背腰痛常见其发病迅速、疼痛游走不定之特点。

1)风寒

【疼痛特点】背痛板滞,牵连颈项,颈项强痛,活动不利,腰部疼痛伴沉紧感,痛无定处。

【全身症状】恶寒发热,头痛身痛,无汗。

【舌、脉象】舌淡红,苔薄白,脉沉紧。

2)风热

【疼痛特点】颈背腰部疼痛,游走不定,恶热喜凉。

【全身症状】发热微恶风寒,头痛,咽喉肿痛,口干渴。

【舌、脉象】舌红苔薄黄,脉浮数。

3)风湿

【疼痛特点】颈背腰部关节酸痛重着,痛处固定不移,屈伸不利。

【全身症状】发热午后重,汗出热不解,头身困重,四肢酸楚,或肌肤麻木不仁。

【舌、脉象】舌淡苔白腻,脉濡缓。

(2)寒因辨证:寒为冬季的主气,其为病有外寒、内寒之分。外寒指外界寒邪而言,内寒则是机体的阳气不足产生的。外寒与内寒二者虽有区别,但又是相互联系,互相影响的。阳虚内寒之人,容易感受外寒;而外寒侵入机体,积久不散,又常损伤人体的阳气,导致内寒的产生。其性质和致病特点为:寒为阴邪,易伤阳气,其性凝滞、沉伏、主痛,易痹着筋骨,收引作痛。故寒邪所致颈背腰痛,常见有患处冷痛,其痛剧烈,痛处固定不移,恶寒喜暖之特点。正如《素问·举痛论》所说:"寒气入经而稽迟,泣而不行。客于脉外则血少,客于脉中则气不通,故卒然而痛。"

1)外寒

【疼痛特点】颈背腰部沉紧疼痛,痛处固定,遇冷痛甚,得热痛减。

【全身症状】恶寒发热无汗,头身痛。

【舌、脉象】舌淡苔薄白,脉浮紧或沉紧。

2)寒湿

【疼痛特点】颈背腰部关节冷痛重着,转侧不利,虽静卧其症不减,且夜间尤剧,阴雨天加重。

【全身症状】肢体拘急,屈伸不利,肠鸣腹泻便清。

【舌、脉象】舌淡红,苔白腻,脉濡或沉缓。

3)内寒

【疼痛特点】为阳衰气虚,功能衰退的一种表现。颈背腰脊寒痛,喜暖喜按。

【全身症状】倦怠蜷卧,畏寒喜暖,四肢不温,大便稀溏,小便清长。

【舌、脉象】舌淡苔薄白,脉沉紧或细弱。

(3)湿因辨证:湿为长夏的主气,其致病有外湿与内湿之分,外湿多由气候潮湿、涉水淋雨、居处潮湿等外在湿邪侵袭人体所致;内湿多由脾失健运,水湿停聚而生。湿为明邪,其性重浊腻滞,易阻遏气机,损伤阳气。故湿邪所致颈背腰痛,常以疼痛重着如裹,肌肤麻木不仁,病程长,缠绵难愈为特点。且随所偏盛,可化寒化热。

1)外湿

【疼痛特点】颈背腰部酸痛重浊,固定不移,弯转不利。

【全身症状】发热,其热不扬,恶风,头身困重,肌肤酸楚麻木不仁。

【舌、脉象】舌淡苔白腻,脉濡。

2)内湿:主要是脾病的表现。

【疼痛特点】颈背腰部重坠而疼痛。

【全身症状】肌肤麻木不仁,食欲不振,口腻不渴,脘腹痞满,便溏泻泄,女子带下。

【舌、脉象】舌淡苔白腻,脉沉细或濡缓。

(4)热(火)因辨证:火热为阳盛所生,故二者常可以混称,但一般热多属于外淫,火则常由内生,其有内外之分。属外感者,多是直接感受温热邪气所致;属内生者,则常由脏腑阴阳气血失调而成。火热邪气的性质和特点为,火性上炎,易耗伤阴津,生风动血,属阳邪,其致病来势急,发病快。火热之邪入侵血分,不仅能迫血妄行而致出血,且可聚于局部,腐蚀血肉而发为痈肿疮疡诸症。

1)外感

【疼痛特点】颈背腰部灼热疼痛,或局部有红肿。

【全身症状】发热微恶风寒,咽喉肿痛,口干而渴,继则但热不寒,烦渴引饮,大便干。

【舌、脉象】舌红苔黄厚,脉洪大。

2)湿热

【疼痛特点】颈背腰部灼热疼痛或局部红肿,阴雨天加重,活动后稍减。

【全身症状】食欲不振,口腻不渴,脘腹痞满,头身困重,便溏泻泄,水肿面黄,小便混浊,女子带下等。

【舌、脉象】舌淡胖,苔白腻,脉濡数。

3)内热:主要是脏腑阴阳偏盛偏衰的表现。

【疼痛特点】颈背腰部灼热疼痛,恶热喜凉,或疼痛部位有疮疡发生。

【全身症状】阳盛者属实火,可伴有口舌糜烂、目赤口苦、心烦急躁、咽干咽痛、齿龈肿痛、渴喜冷饮、大便干结、小便短赤等心肝肺胃等火热的病变;阴虚者属虚火,可伴有五心烦热、失眠盗汗、咽干目涩、头晕耳鸣等肺肾心肝等脏阴血不足之象。

【舌、脉象】舌红苔黄或舌红少苔,脉数。

2. 七情

七情即喜、怒、忧、思、悲、恐、惊七种情志变化,属于精神致病因素。在一般情况,七情是人体对客观外界事物的不同反应,属正常的精神活动范围,并不致病。只有突然强烈或持久的情志刺激,才能影响人的生理,使脏腑功能紊乱,导致颈背腰痛的发生。《素问·阴阳应象大论》说:人有五脏化五气,以生"喜怒悲化恐",心"在志为喜",肝"在志为怒",脾"在志为思",肺"在志为忧",肾"在志为恐"。外界的致病因素作用于有关的内脏,即可表现出情志的变化,但不同的情志变化,对内脏的影响各异。《素问·阴阳应象大论》云:"怒伤肝""喜伤心""思伤脾""悲伤肺""恐伤肾"。情志的异常变化伤及内脏,影响内脏的气机,使气机升降失常,气血功能紊乱,皆可导致颈背腰痛的发生。其脏腑气机失常的具体表现是"怒则气上""喜则气缓""悲则气消""恐则气下""思则气结"。

内伤七情,盛怒不止,郁怒伤肝,则诸筋弛纵,其腰背痛连及胸胁;失志则心血不旺,不能荣养筋脉,其腰背痛常伴心悸胸闷、胸痛诸症;忧思伤脾,脾伤则胃气不行,其颈背腰痛发生之时又常见脘腹胀满、嗳气呃逆的症状。由于七情是直接影响有关内脏而发病,故其疼痛特征及临床表现详见于心血亏损、肝气郁结、脾阳虚衰、肾精不足诸证。此点认识与西医学认为项背腰痛的发生和人的精神心理因素有关的观点是相一致的。

3. 劳逸过度

正常的劳动,有助于气血流通,增强体力,不会致病。只有在过度劳逸的情况才能成为致病因素。

(1)劳累过度:《素问·举痛论》说:"劳则气耗。"《素问·宣明五气》又说:"久视伤血,久卧伤气,久坐伤肉,久立伤骨,久行伤筋,是谓五劳所伤。"视、卧、坐、立、行为人体正常生理活动,如太过即超过正常生理限度,则成为致病因素。《理伤续断秘方》有"劳伤筋骨,肩背疼痛"的论述。长期单一姿势的伏案、弯腰工作,长年累月的慢性损伤,不仅损伤气血筋骨,也因不运动而致气滞血凝,是颈背腰痛的重要致病因素之一。

【疼痛特点】颈背沉,腰膝酸痛无力。

【全身症状】精神疲惫、少气懒言、四肢困倦。

【舌、脉象】舌淡苔薄白,脉沉细或沉弱。

(2)房事过度、性生活不节,或妇女早婚、生育过多,耗伤肾精,致颈背腰痛诸证发生。

【疼痛特点】腰背酸软空痛。

【全身症状】眩晕耳鸣,精神萎靡,男子遗精滑泄、阳痿,女子月经不调,带下等。

【舌、脉象】舌淡苔薄白,脉沉细。

(3)安逸过度:完全不参加劳动和体育锻炼,日久亦会使气血运行不畅,脾胃功能呆滞,机体抵抗力降低而引起颈背腰痛的发生。

【疼痛特点】颈背沉,腰脊酸软疼痛,转侧不利。

【全身症状】精神不振,肢体软弱,食少乏力等。

【舌、脉象】舌淡苔白,脉细弱。

4. 外伤

外伤是造成颈背腰痛的一个重要原因。外伤包括创伤、跌打损伤、持重努伤等,多见于劳动和运动中姿势不当,用力过猛,脊柱受到挫、闪、扭等外力作用,造成颈背腰部关节损伤,轻则皮肉受损、出血、肿痛;重则筋伤骨断,关节脱白,肿胀疼痛。由于出血渗出,肌肉痉挛,日久导致瘀血不散,经络阻滞,筋膜失养,周围软组织粘连,脊柱活动障碍,而导致颈背腰痛的发生。由于外力方式不同,引起损伤的部位及脏腑病证各异,但其临床表现又有共同之处。

【疼痛特点】颈背腰部刺痛,痛处固定不移。

【全身症状】疼痛局部常有肿胀、出血,或伴发热等。

【舌、脉象】舌暗边有瘀斑,脉细涩。

5. 痰饮、瘀血

痰饮和瘀血都是脏腑失调的病理产物,但同时又都能直接或间接地作用于机体的某些脏腑组织,引起各种疾病,故也是致病因素之一。

(1)痰饮:是由水液代谢的局部障碍而引起的病理产物,主要是由于肺、脾、肾三脏的气化功能受到障碍或三焦水道失于通调,影响津液的正常输布与排泄,痰饮凝滞经络筋骨,引起颈背腰痛的发生,其疼痛症状及全身表现随其临床病变部位及寒热虚实性质的不同而各异。

【疼痛特点】颈背腰部麻木疼痛。

【全身症状】肢体麻木,或有瘰瘤痰核、胸腔痞满不舒、眩晕昏冒等症状。

【舌、脉象】舌淡红苔腻,脉滑。

(2)瘀血:凡血液运行不畅或体内离经之血未能消散,都可以形成瘀血。瘀血既成之后反过来又能影响气血的运行,导致脏腑功能失调,引起颈背腰痛发生。其形成原因主要有气虚、气滞、血寒等,使血行不畅而凝滞,或因跌仆外伤,损伤经脉气血,或因久病长期卧床,气血运行不畅,或因腰部用力不当,导致经络气血阻滞不通等,均可使瘀血留着于腰背部而发生颈背腰痛诸证。瘀血引起的颈背腰痛,常随其瘀阻的部位不同而产生不同的症状。但又有其相同之处。

【疼痛特点】颈背腰某处刺痛,固定不移,伴有肿块、出血、紫绀。

【全身症状】口唇青紫,面色黧黑,肌肤甲错,毛发不荣。

【舌、脉象】舌色紫暗,或见紫斑瘀点,脉细涩或结代。

以上各种发病原因可以单独致病,也可以几种原因同时致病,并且内因和外因常常相合而成,所以每一种颈背腰痛疾病的病因都应该具体分析,分别对待。

颈背腰痛的发生与其发病部位有着一定的联系,如凡发于人体上部(头颈部)的多因风邪引起,因风性上行;凡发于人体中部的(腰背部)多因气郁火郁所引起,因火气多生于中;凡发于人体下部的(腰臀下肢)多因寒湿、湿热引起,因为湿性趋下。以上是一般规律,但在诊断时,还必须结合局部及全身症状及追询病史,来诊断病因,探讨病机,不能单纯拘泥于部位。

二、中医分型

1. 瘀结型

多为早期,颈部不舒,血压波动,眼矇,眼胀,胸闷,上午重下午轻,食欲不振等,舌质淡或红,苔薄白,脉弦或涩。

2. 肝热型

颈部胀痛或困重,血压持续偏高,头痛,头晕,头胀,烦热,目赤,口苦咽干,尿黄,大便秘结,舌质红,苔黄而干,脉弦数有力。

3. 阴虚阳亢型

颈部疼痛或灼热感,血压偏高,头晕眼花,头重脚轻,耳鸣,烦躁易怒,口干,尿黄而少,舌质红,苔薄白或薄黄,脉细弦。

4. 气阴两虚型

颈部易累,血压偏低,少气懒言,心悸,口干,畏寒,肢冷,舌质淡,苔少或无苔,脉细弱。

第三节 颈性高血压临床特点与诊断

一、临床特点

（1）多发于 40~50 岁中年人，少部分是青年人或老年人。多有颈部外伤或劳损史，特别是颈部闪扭伤后或颈部强迫于不良体位工作或睡枕过高或过低，或颈部过度受风寒之后，或重感冒之后颈部酸痛等，容易患病。

（2）颈部症状：颈部疼痛或仅有轻微酸胀感或冷热异常感，颈活动不便，或活动时常闻及局部有摩擦音。

（3）伴随症状：早期不明显或轻微，大部分常有眼蒙眼胀，眼易疲劳，不能长时间看书报，眼干涩，视力减退；或出现假性近视、复视、流泪、畏光等；或有发热感，皮肤发红，排汗异常，面部交替性苍白或发红，有时出现长时期的低热，或肢体发凉怕冷、麻木。或有说话乏力，声音低下，或声音嘶哑，常有咽部异物感；或有心慌心跳，心律紊乱，心动过速或过缓，有时胸闷，胸前区胀痛，胃肠蠕动增加或嗳气等。

中后期多伴有眩晕、头痛、耳鸣，甚者出现顽固性失眠，多梦，记忆力减退，抑郁或焦虑，行走失稳等。

（4）颈部检查：可有颈部活动障碍，压痛或压痛不显，或肤温降低，或触及棘突或横突偏移，颈部一些特殊试验呈阳性等。

（5）血压检查：早期血压多呈波动，发作期常与颈部劳累损伤等因素有关，血压波动一般经 2~3 周后缓解；中后期呈持续性高血压或低血压。高血压为舒张压>95 mmHg，或收缩压 39 岁以下>140 mmHg，40~49 岁>150 mmHg，50~59 岁>160 mmHg，60 岁以上>170 mmHg 者；低血压为舒张压<60 mmHg，收缩压<90 mmHg。血压异常表现在双侧上肢血压与卧位、坐位血压差别较大，通常大于 10 mmHg 以上。血压异常早期的表现，有时是独立存在，无明显的其他全身症状表现，中后期多伴有交感神经功能紊乱出现的症状，严重时，由于交感神经的痉挛，致血管收缩，使椎动脉供血受阻，引起脑与脊髓缺血，可出现相应的体征。

（6）X 线检查：X 线检查多有颈椎的异常表现，如颈曲变直，寰枢椎错位，钩椎左右不对称,椎骨增生,项韧带钙化等。核磁共振检查排除其他病变。

（7）其他检查：如心电图、眼底、尿、血象等检查,中后期可有异常改变。

二、诊断要点

（1）患者颈部不舒或有冷热感,或运动障碍,或活动时有摩擦音,颈部检查有异常表现。

（2）血压异常多与颈部症状有关,较轻者 1~2 天缓解,较重者 2~3 周后缓解,常为坐位与卧位或两侧上肢血压差别较大,一般大于 10 mmHg。

（3）多伴有视力障碍、心慌心跳、咽部异物感、排汗异常、失眠多梦等自主神经功能紊乱症状。

（4）X 线检查：颈椎骨关节轻度移位或骨质增生。

（5）其他检查：晚期可有脑动脉硬化、血脂偏高、心肌损害、蛋白尿等表现。

（6）排除其他原因引起的血压异常。

三、鉴别诊断

1. 原发性高血压

① 发病原因未明。② 常有遗传性。③ 使用降压药物有一定效果。④ 无颈部症状与体征,或发作与颈部症状无明显关系。

2. 肾性高血压

① 青年较为多见。② 常有肾脏病史,尿检查指标异常。③ 症状较少,肢体湿冷。④ 无颈部症状与体征。

3. 特发性起立性低血压

为全身自主神经对血液循环自动调节功能障碍。① 具有大小便失禁、阳痿、无汗、起立性低血压四大主症。② 多发生在 40~50 岁的男性。③ 有腱反射亢进,出现病理反射、肌张力增强现象,帕金森样步行姿态。④ 无颈部症状与体征。

第五章

颈性高血压治疗原则与方法

第一节 / 颈性高血压治疗原则

1. "顺生理、反病理"的原则

人体的组织结构是功能活动的基础,当外力作用于人体的某一部位,常导致人体筋、骨关节解剖结构明显破坏或轻微位移,即"筋出槽,骨错缝"而引起生理功能紊乱,出现各种临床症状。韦贵康教授临床治疗时,重视"顺生理,反病理"的原则,如使用理顺手法,强调肌纤维扭捩损伤应沿肌纤维正常解剖循行方向推按;动脉障碍由近端向远端推按;静脉或淋巴障碍由远端向近端推按等。

2. "力平衡"原则

韦贵康教授认为,颈源性血压异常等脊柱相关疾病引起临床症状的主要原因是脊柱内外力平衡失调的结果,在病理上常常是关节突关节的微小位移引起局部肌痉挛、紧张度增高,而引起相应神经、血管的牵扯或压迫刺激,导致血压紊乱。因此,韦贵康教授治疗颈源性血压异常时,重视利用力学原理,如"失稳"杠杆作用、旋转力等原理。以旋转力纠正旋转移位,用颈椎旋转复位法、角度复位法、侧旋提推法等;软组织损伤用理顺法、松解法等。其目标是恢复人体形态、结构与功能的力平衡。

3. 重视"反应点"的治疗

颈源性血压异常在体表多有"反应点"或"敏感点",这是局部病灶反应或通过脑神经引起的。所以在临床上因症而常常可以针对"反应点"进行治疗。韦贵康教授因此总结提出了反射疗法、传导疗法,上颈段之病常在风池穴附近找到反应点,局部施行指点法(反射法);下颈段之病常在前斜角肌中点处找到反应点,局部指按法(传导法)多收到良好效果。

4. 强调手法的规范、轻巧与灵活性

韦贵康教授施手法时,强调定位准确,手法步骤规范、完整,用力轻巧,避免用暴力、猛力与"死力",以患者不感到痛苦与局部无不良反应为原则。应用韦贵康教授的手法治疗"颈椎性高血压",操作应遵循"稳""准""轻""巧"四大原则。所谓"稳"是指医者施行手法时,医患之间必须保持一个相对稳定的姿势,操作上遵循一定的活动范围;"准"是指手法针对的部位必须明确,术者心中有数;"轻"是指手法的力度要适中、刚柔相济、不可猛烈;"巧"是指手法须讲究一定的技术和方法以及适时应用语言诱导(分散患者注意力)。

5. 辨证施治的原则

同时根据不同的患者、病情施行不同的手法,做到"辨证施法""同病异治""异病同治"。若因为颈椎小关节紊乱,力平衡失调而引起的诸如头痛、眩晕、视力异常、耳鸣耳聋、血压异常、失眠、咽部异物感等不同病症,韦贵康教授常常使用颈部旋转复位法为主而取效,也常配合在前斜角肌中点处按压反应点(传导法)。对于颈性血压异常的中医证型也常分为瘀结型、肝热型、阴虚阳亢型、气阴两虚型,临床会因证型的不同而用药。

6. 重视主辅方法的选择

颈椎引起的血压病理改变常常是某个部位的骨关节、肌纤维的解剖位移、肌痉挛及局部的无菌性炎变,临床上这些病理改变常常互为因果,相互影响,如骨不正则筋不柔,筋不柔则气血瘀滞,加重炎变;炎变刺激又更加重筋不柔,筋不柔则骨愈难正。因此,在临床上重视主辅方法的选择,常可收到良好的治疗效果。如韦贵康教授常在手法治疗后指导患者进行功能锻炼,颈项部的"米"字功,腰部的"拱桥""飞燕""抱腿起伏"等。有的患者韦贵康教授以药物治疗为主,有的则是手法辅以药物治疗,且重视辨证兼治,如伴随颈肌萎缩以脾经为主,皮肤干燥以肺经为主,筋僵硬以肝经为主,骨质疏松乏力则以肾经为主。

7. 以强调"补肾通督"的治疗原则

韦贵康教授以手法治疗脊柱相关疾病而著称,但十分重视对脊柱相关疾病内治法的探讨研究,且有较好的疗效。主要强调"通督补肾"原则。他认为脊柱为督脉通道,参与总督一身之阳,"肾主腰脚",经络不通,则诸症迭出。脊柱相关疾病的病理机制为督脉受损,"不通"为病机基础,不通则痛,不通则清阳不升,浊阴不降,进而影响脏腑功能而出现复杂症状。临证时抓住督脉不通的病机基础,治疗用药强调以"通督"为法。然久病必虚,久病必瘀,后期则用通补兼顾,即活血补肾为先法。通督补肾之原则,应用于临床每取执简驭繁,事半功倍之效。

8. 重视皮肉筋骨伤的局部与内脏关系

韦贵康教授在临证时,多重视局部与脏腑的关系。如背腰痛患者,在通督补肾的总则下,注意兼治,细辨诸症特点。如肿胀属脾虚湿盛而健脾利湿,皮肤干燥属肺阴虚而润肺,肌萎筋露属肝阴亏损而补肝,脊骨深层痛属肾虚而补肾。注重调理二便:韦贵康教授在临床实践中,摸索出颈背腰痛与二便关系密切,主张治疗颈背腰痛注意调理二便。调理二便,意在疏通气机,使浊阴得降而清阳自升,脏腑调和而诸症悉除。盖小便形成与排泄在脏涉及肺、脾、肝、肾,在腑涉及三焦、膀胱、小肠,且与人体气化功能密切相关。颈源性血压异常的发生、发展及其转归与膀胱经之气化功能密切相关,临证中通过调理小便,疏通经气而促进脊柱相关疾病的向愈。通过调理大便,使腑气得通,浊阴得降而脏腑自安。调理二便亦寓"釜底抽薪""上病下治"之意也。

第二节 / 颈性高血压治疗方法

一、韦氏手法治疗

（一）理筋手法

1. 推散法

主要适用于表浅的肌肉痉挛或软组织肿胀以及血循环障碍,局部气滞血瘀。操作步骤,以右侧斜方肌痉挛为例。患者端坐位,医者站于背侧,医者右手触及肌痉挛进行沿肌纤维走向的推拨。（图 5 - 1）

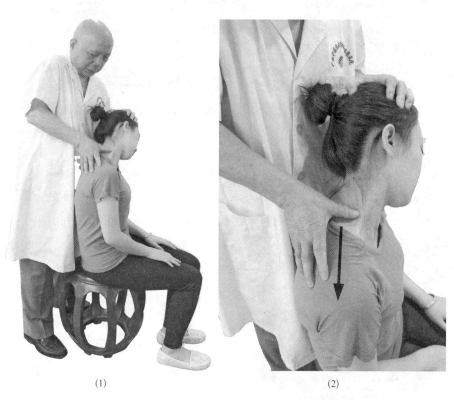

(1)   (2)

图 5 - 1　推散法

2. 松解法

主要适用于软组织深部粘连以及软组织损伤性结节。操作步骤,以颈下段软组织粘连为例。患者端坐位,医者站于背侧,一手扶持头部,另一手拇指置于病变部位,从浅入深、从轻至重进行按拨 2~3 分钟。(图 5-2)

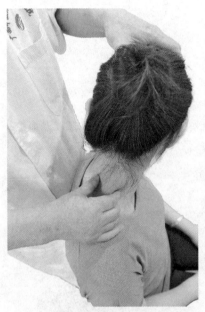

图 5-2 松解法

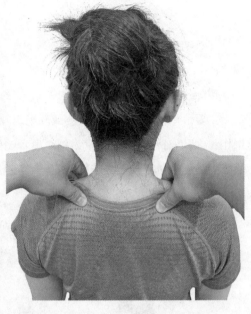

图 5-3 活筋法

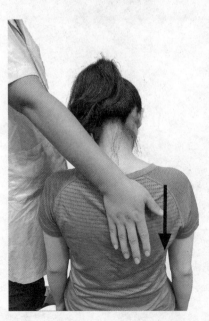

图 5-4 理顺法

3. 活筋法

用于颈部粘连以及筋肉僵硬处。操作步骤,常与松解手法合并使用,在右手拇指深入病变部位进行松解法的同时,将头部作前屈后伸、左右摆动或旋转活动,连续活动 2~3 分钟。(图 5-3)

4. 理顺法

主要适用于软组织解剖生理的异常变化,常用于肌纤维撕裂、离位、缺血、瘀血。操作时顺着生理方向推。颈部肌纤维撕裂理顺法,左手拇指固定肌纤维的一端,此时右手拇指左右拨动损伤离位的肌纤维,顺向推按。(图 5-4)

5. 捏拿法

主要适用于条状肌痉挛,或筋结形成,多用于较深的条状肌损伤痉挛。操作步骤,以背部左侧菱形肌损伤痉挛为例。患者端坐位,医者位于患者左背侧,左手托着患者侧向上提肩,将肘向上托提,右手拇指、示指抓捏该肌数次,然后将该肌放回原位。顺此肌按压2~3遍。(图5-5)

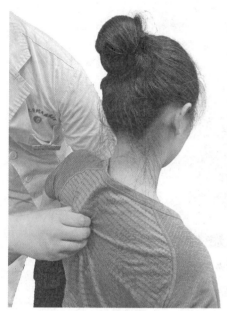

图5-5　捏拿法　　　　　　　　　　　图5-6　点按法

6. 点按法

主要适用于局部肌痉挛或粘连,阿是穴或相关穴位。操作步骤,如枕后肌群、斜方肌痉挛或疼痛,患者端坐位,医者位于背侧,先定位,后用拇指指腹或者右手屈肘30°,用肘尖于局部逐步加压,用力点按1~2分钟。(图5-6)

7. 传导法

主要适用于斜角肌紧张患者,特别是伴随有手麻症状,颈源性血压异常患者伴随有斜角肌紧张后手麻患者。操作步骤,以左侧手麻为例,医者于锁骨中上点上1 cm点按,上臂及手指出现放射性麻木症状。(图5-7)

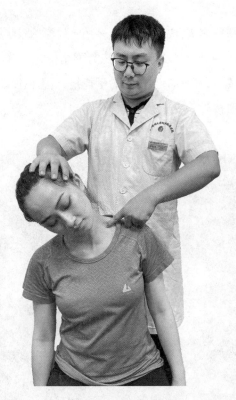

图 5-7 传导法

8. 反射法

主要适用于神经功能障碍,特别是反射性功能障碍,多用于颈源性血压异常伴随脑神经或脊神经的轻度损伤。操作步骤,以伴随头痛为例。患者端坐,医者站于背侧,一手示指在风池附近定位(约为风池上 1 cm 处),另一手置于头顶部轻固定,左手拇指根据头痛的部位、方向,稍用力按点 1~2 分钟,每 2~3 秒钟放松手一次,以头部胀感为度。(图 5-8)

(二) 调骨手法

1. 坐位单人旋转复位法

主要适用于上颈椎段轻度旋转移位者。操作步骤,以颈 2 棘突右偏为例。医者左手拇指触到颈 2 棘突偏右,医者右手置于头顶部,使颈部前屈 35°,侧屈 35°,再使颈部向右旋转 45°,医者右手置于患者左侧,使头颞部向右旋转,瞬间稍加大用力,左侧扭按,常听到响声,手法复位完成。但是使用此手法时要注意颈

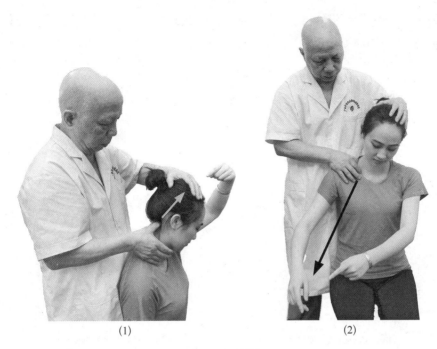

(1)	(2)

图 5-8　反射法

部旋转幅度以不超过 45°,旋转极限时间不超过 15 秒为宜,以免颈部过度扭转,使脑部缺血,手法宜轻、稳、透。手法后 2~3 天不宜做颈部过度旋转活动,停止治疗 3 天后可以做颈后伸位左右旋转活动(如犀牛望月),以巩固疗效。(图 5-9)

2. 坐位角度复位法

主要适用于中颈椎段颈椎有轻度侧偏或旋转移位者。操作步骤,以颈 4 棘突偏右为例。患者端坐位,医者用拇指触诊,左手拇指触到颈 4 棘突

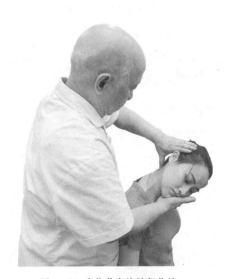

图 5-9　坐位单人旋转复位法

偏右。使头部前屈 45°。向右侧旋转 45°。右手拇指与示指分别置于患者下颌部,并且向右侧旋转时,瞬间稍加大用力,左手拇指同时用力向左侧轻推,常听到响声,手法复位完成。注意事项,如果患者有颈曲反张,手法操作时,颈部曲角度

宜小,一般不超过 30°。手法复位后不宜过度做颈部后伸活动,以免颈椎再移位。(图 5 - 10)

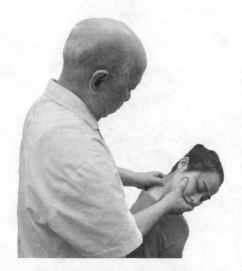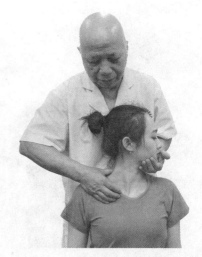

图 5 - 10　坐位角度复位法　　　　　图 5 - 11　坐位侧旋提推法

3. 坐位侧旋提推法

主要适用于下颈段颈椎轻度侧方移位者,尤其是椎间隙变窄或软组织粘连者。操作步骤,以颈 6 棘突偏右为例。患者端坐位,医者右手示指定位,左手托着下颌部稍用力向上提,瞬间右拇指同时用力向左侧轻推,常听到响声,手法复位完成。注意事项,手法关键在上提力要适当,旋转提力与推力同时进行。手法后不宜过度做颈部前屈活动,以免颈椎再移位。(图 5 - 11)

4. 仰卧位单人旋转复位法

主要适用于上颈段颈椎轻度侧方或旋转移位者。操作步骤,以颈 2 棘突偏右为例。患者仰卧位,头垫低枕或者不垫,医者右手穿过颈后部,示指触到颈 2 棘突右侧,左手把持患者左侧面颊部,使患者头部向左侧旋转 45°,稍用力向头部方向牵拉,同时右手示指稍用力将颈 2 棘突向左侧推,常听到响声,手法复位完成。注意事项,仰卧位操作欠方便,其偏移棘突主要靠触诊感觉,推力与旋转力要协调适当。如果颈后肌肉痉挛明显,可以使患者俯卧位用捏拿点按手法使肌肉放松后再进行上法,疗效会更好。(图 5 - 12)

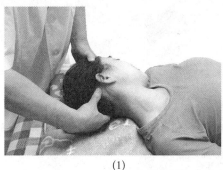
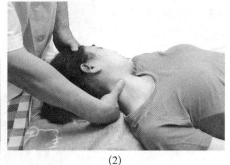

(1)   (2)

图 5-12 仰卧位单人旋转复位法

5. 坐位双人旋转后推法

主要适用寰椎轻度向前移位者。操作步骤,以颈 1 前移为例。患者端坐位,医者拇指触到颈 1 横突向前。助手用示指触到寰椎向前移的左侧横突前缘固定。医者左手拇指置于寰椎前移右侧横突前缘,示指置于颞部,右手托下颌部,令颈前屈 30°,侧屈 30°,右手向右侧旋转,同时拇指稍向后轻扭,常听到响声,手法复位完成。注意推力方向是由前往后。(图 5-13)

6. 坐位头部微屈提推法

主要适用于颈椎轻度向后方移位,多用于颈 3、颈 4、颈 5 轻度后移位。操作步骤,以颈 3 后移位为例。患者坐位,医者右手拇指置于后移的棘突上。左手托持下颌部,左手往上提的同时,右手拇指往前轻推。注意事项,操作时向前推的力量不宜过大,以免纠正过度。手法后不宜过度做颈部前屈后伸活动。(图 5-14)

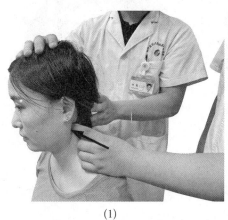
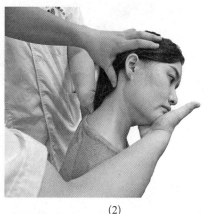

(1)   (2)

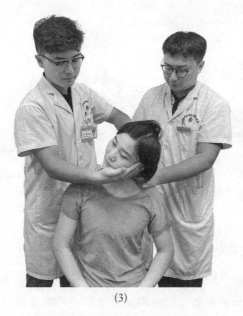

(3)

图 5-13 坐位双人旋转后推法

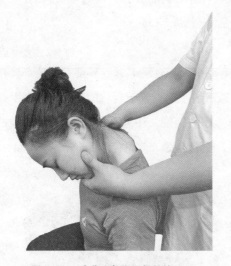

图 5-14 坐位头部微屈提推法

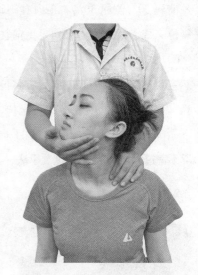

图 5-15 坐位头部后伸斜拉法

7. 坐位头部后伸斜拉法

主要适用于颈中段颈椎钩椎关节轻度移位者。以颈 4 钩椎错位为例。医者背部稍屈曲,使患者后头部紧靠医者胸骨柄处,右侧旋转 30°,右手稍用力向上提。瞬间左拇指同时用力向前轻推。常听到响声，手法复位完成。注意事项，手法操作时，颈部角度应适当，手法后不宜做颈部侧屈扭转活动，以免钩椎关节再移位。（图5-15）

8. 俯卧悬位推按法

主要适用于下颈段或上胸段小关节轻度后移位者，多用于颈胸椎小关节后错位或紊乱。操作步骤，以颈7后移位为例。患者俯卧位，头部中立位，下颌及胸部置于薄的软枕上，头颈部与两上肢悬空。医者一手托持下颌部于水平位，右手示指、中指触诊，触及颈7后移，掌根部大小鱼际之间置于棘突上，与床面45°向前下轻推2~3下，将头颈部恢复正常位。注意事项，向前下推的力量不宜过大，手法后不宜剧烈移动颈椎，以免颈椎再度移位。（图5-16）

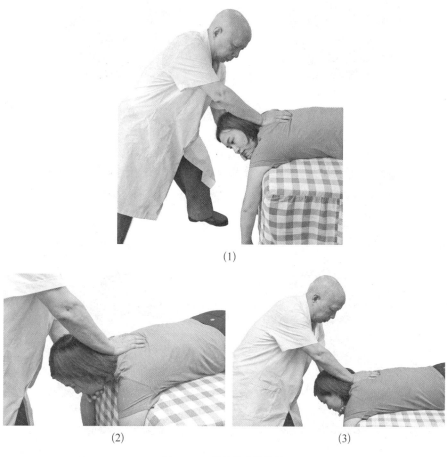

(1)

(2)   (3)

图5-16 俯卧悬位推按法

(三) 对症手法

1. 分抹法

医者或患者自己用两手中指指腹着力,从患者两眉间印堂穴开始,沿眉弓上缘分别抹至太阳穴;起点时着力应稍重,分抹中力量逐渐减轻,前额部分可分 3 条线,每条线需抹 7~8 次。此手法主要针对颈源性血压异常引发的前额、眉棱骨等疼痛为主的偏头痛、神经性头痛。(图 5-17)

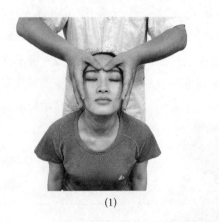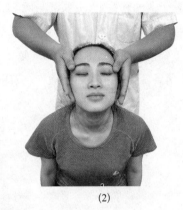

(1)　　　　　　　　　　　(2)

图 5-17　分抹法

2. 揉眉法

医者或患者自己以两手示指指腹着力,从患者印堂穴开始,沿眉弓上缘分别向外揉至攒竹、丝竹空、瞳子髎等穴,直至太阳穴,反复施术 4~8 次,缓解前额胀痛。(图 5-18)

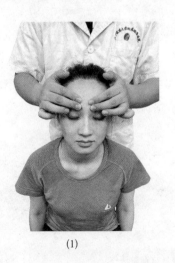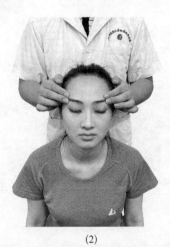

(1)　　　　　　　　　　　(2)

图 5-18　揉眉法

3. 点压鱼腰法

医者以两手示指或中指指腹着力,从患者两侧攒竹穴开始,分别在攒竹、鱼腰和瞳子髎等穴上行点穴法。此手法目的是缓解头晕引起的视物模糊等,起活血行气止痛之效。(图5-19)

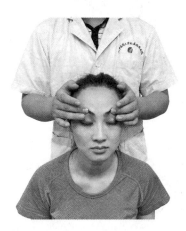 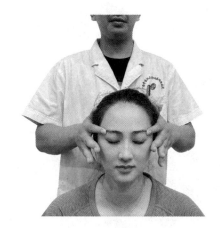

图5-19　点压鱼腰法　　　　　　　　　图5-20　头面部穴位压迫法

4. 头面部穴位压迫法

医者以两手示指指腹着力,从患者两眉间印堂穴开始,分别按压攒竹、睛明、迎香,合于鼻下人中穴。再分别按压地仓穴合于承浆穴,再按压大迎、颊车穴后,改用两手中指着力,沿翳风、听会、听宫、耳门穴顺序,向上压至太阳穴,反复操作2~3次。此手法,除了缓解颈源性血压异常引发的偏头痛之外,还适用于治疗面神经麻痹、三叉神经痛以及下颌关节炎、中耳炎等引起的头面诸痛症。(图5-20)

5. 梳法

医者双手十指张开,呈梳状,在患者头发内快速而有节律的来回疏抓1~2分钟,俗称"手指梳头法"。此种手法适用于整个头部胀痛,尤其以头皮疼痛为主的各种头痛。(图5-21)

6. 勾点风池法

医者以一手按住患者前额部,另一手中指微屈并用力勾点其风池穴,至患者有酸胀感并向前额部放射为止。两侧分别施术,也可以同时点风府穴或者天柱、玉枕等穴。此法适用于后枕部疼痛为主的颈源性血压异常,也可适用于肌紧张

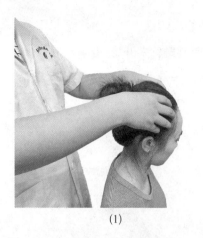
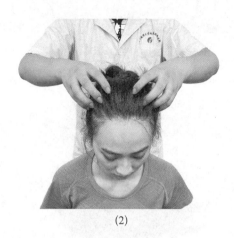

(1)　　　　　　　　　　　　(2)

图 5-21　梳法

性头痛、枕神经痛以及颈椎病所致的头痛,同样也适用于外感而出现的头痛症状。(图 5-22)

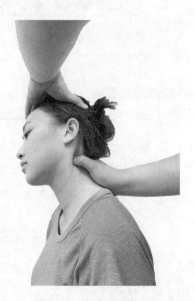
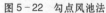
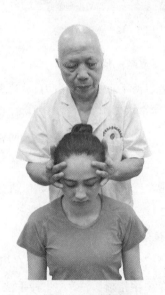

图 5-22　勾点风池法　　　　　　图 5-23　弹指法

7. 弹指法

医者将两手五指分开,置于两侧头皮,作有节律快速交替弹敲患者双侧太阳穴 1~2 分钟。此手法适用于颈源性血压异常引发头痛的患者,也可以适用于头昏、头胀患者。(图 5-23)

8. 指击法

叩击法的一种,叩击法主要适用于颈源性血压异常伴有头晕的患者,多用于头部脑神经、血管功能性病症。操作步骤:患者端坐位,医者位于背侧,双手呈微屈状态,在头部轻轻叩击 1~2 分钟,手法完毕。(图 5-24)

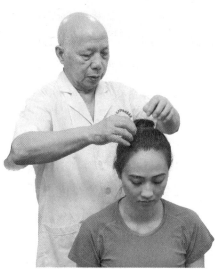

图 5-24　指击法

(四)韦氏手法治疗的注意事项

在应用手法治疗颈源性血压异常疾病时应注意以下几点。

(1)施手法医师应掌握中医学基本理论和西医学相关理论,熟练掌握基本的手法技巧,了解手法在脊柱病中应用的适应证和禁忌证,并能将其正确地应用于临床。

(2)明确诊断,按照手法原理制定科学合理的手法治疗方案。

(3)在施术前,选择好医师、包括助手的体位以及患者的适当体位,以便于施术时的操作。

(4)在施术时,医师应全神贯注,意到手到。手法要由轻到重,缓中有力,外柔内刚,刚柔相济,繁简适中,忌动作粗暴。

(5)操作医师要保持个人卫生与清洁,尤其是手的清洁卫生,常修剪指甲,不戴装饰物品,如戒指等,冬季应使手温暖后再接触患者肌肤施术。

(6)推拿使用的治疗巾要保持清洁,尤其是使用直接接触患者皮肤的治疗巾应尽量做到一人一巾,做好治疗巾的清洁和消毒准备工作。

(7)恪守医德,遵循手法规范性,避免猛力与暴力。

二、牵引治疗

牵引疗法在脊柱相关疾病的治疗中应用广泛,是一种简便、安全的治疗方法,可以单独使用,也可结合其他治疗方法联合应用。

脊柱相关疾病是指颈、胸、腰椎的骨、关节、椎间盘及椎周软组织遭受损伤或退行性改变,在一定诱因条件下,发生脊椎关节错位、椎间盘突出、韧带钙化或骨质增生,直接或间接对神经根、椎动静脉、脊髓或交感神经等产生刺激或压迫,引起的临床多种综合征,且常由此发展而致自主神经功能紊乱,从而引起所支配的脏器出现病症。脊柱相关疾病是临床常见病,尤以颈椎病与腰椎病发病率高,常影响人们的学习与工作,甚至对身心健康造成严重危害,牵引治疗是治疗脊柱病及相关疾病的重要手段之一。

(一)普通牵引法

轻重量颈椎牵引

(1)坐位颈椎牵引:多用于病情轻或病程恢复后还需要继续牵引的患者,可在家中牵引。患者取坐位,距头高约1 m处装一横竿,其上附有两个滑车,滑车间距离0.5 m,将特制枕颌牵引带套于患者的下颌及后枕部,左右两侧之前后叶缚在一起,以一个比头宽的木棍左右分开。将牵引绳之一端与牵引带连结,通过两个滑车后,挂上所需要的重量。每日牵引1~2次,每次20分钟,牵引重量可自1.5~2 kg开始,逐渐增至5~10 kg。牵引过程中,颈部要保持舒适的垂直或略后伸位。7~10次为1个疗程,一般可做1~2个疗程。(图5-25)

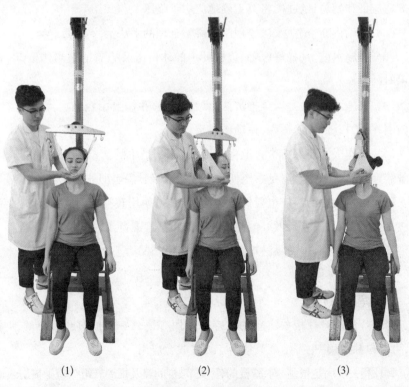

(1)   (2)   (3)

图5-25 坐位颈椎牵引

（2）气囊充气式颈椎牵引治疗器：气囊充气式牵引是一种不需要上述一套牵引装置的牵引器，具有牵引带式牵引的相同作用，体积小重量轻，易操作，便于携带，可自控且安全可靠，适用于各种环境。其主要通过可充气的橡胶气囊产生的气体弹力而对颈椎产生牵引作用。治疗牵引力按医师指导进行。每个疗程为20~30日，每日2次，每次20~30分钟。每个疗程结束后应休息1周。治疗中或治疗后出现头晕、颈背痛等，多为牵引力过大所致，应适当减少充气压力，至感到舒适为止。若出现头昏、呕吐、全身出汗等症状，经减少充气压力后，连续3次上述现象仍不消失时，应停止治疗，做进一步详细检查。此法用得较少。

（二）均衡牵引法

视病情的不同可选择间断或持续颈椎牵引，多用间断牵引，重量5~8 kg，每日1次，每次20~25分钟，根据颈椎形态改变，调整方向与角度。症状重者，需卧木板床上进行牵引，颈部体位与睡眠体位原则一致，头部系好牵引带，重量一般为2~3 kg。症状严重者除睡眠外均可保持牵引，1个疗程2~3周。牵引过程中一定要调整好体位，保持牵引带松紧适当，以患者舒适为适宜，若有不适或症状加重者要调整或停止牵引，进一步检查原因。（图5-26）

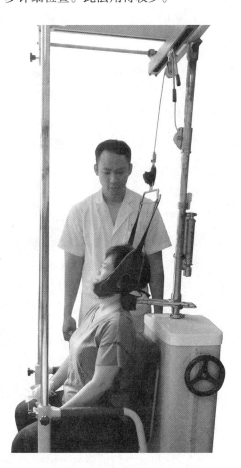

图5-26　均衡牵引法

1. 牵引机制

（1）通过牵引限制颈部的活动，有利于损伤组织充血，水肿的消退和修复。

（2）缓解颈部肌肉痉挛和疼痛。

（3）通过牵引使椎体间隙增宽，椎间孔增大，并可使椎间盘内压力降低，从而使神经根、脊髓及交感神经所受的刺激或压迫得以缓解或消除，并对神经根和关节囊的轻微粘连有适当的松解作用,进而恢复颈椎正常生理弯曲状态。

(4)通过牵引增宽椎小关节间隙,从而牵开被嵌顿在椎小关节内的滑膜组织,使疼痛消失或明显减轻。

(5)使扭曲于横突孔内横突间的椎动脉得以伸张,有利于消除或减轻基底动脉供血不足所产生的一系列症状。

(6)缓解椎间盘组织向周缘的外突压力,紧张后纵韧带,有利于早期轻度突出的髓核组织还纳和受损前纤维环组织的修复。

2. 均衡牵引的优点

韦贵康教授等设计的均衡牵引具有很好的调节颈椎平衡的作用。均衡牵引的优点如下。

(1)仰卧顺颈椎曲度的弧牵引,符合生理要求。

(2)牵引时根据病理改变选择颈部加压或不加压,这种牵引有利于病理的修复。

(3)牵引重量为轻中量,患者乐于接受,无副作用。

(三)牵引治疗的注意事项

1. 适应证

适用脊柱损伤性疾病,如颈源性血压异常、椎间盘突出症、颈腰椎小关节紊乱症、椎管狭窄症、L 横突综合征、退行性腰椎炎、骶髂关节损伤与错位、颈椎-腰椎综合征等。优选指征是颈椎曲度改变、腰椎曲度变直、脊柱侧弯畸形,骶髂关节上下轻度移位、骨盆左右倾斜等引起的腰腿痛。

2. 禁忌证

(1)类风湿病变破坏韧带等组织不合适。

(2)各种骨性肿瘤或特异性炎症如结核、椎间盘炎。

(3)急性寰枢关节半脱位活动伴颈椎损伤、重症骨质疏松。

(4)各种急性损伤包括肌肉损伤。

(5)各种伴有脊髓病变的脊椎病。

(6)压迫脊髓的椎间盘突出症,牵引有可能损伤脊髓,慎用。

第三节 / 颈性高血压中药治疗

中药治疗是脊柱相关疾病的重要治疗方法之一。人体是一个有机的整体，是以五脏为核心，通过经络内连六腑外络肢节、百骸、皮毛发肤、五官九窍，气血灌注其中。人体的各个部分都不是孤立的，和其他部位一样，都是生命有机整体的一部分。在生理上，相互协调，相互为用；在病理上必然相互影响。脊柱是人体肢节、百骸的一部分，脊柱相关疾病与人体的脏腑、经络、气血的功能失司有着密切的联系。因此药物治疗应在中医的整体观念和辨证施治的学术思想指导下，在八纲、气血、脏腑、六经辨证的基础上，制定相应的治疗法则，选择对症且行之有效的治疗方药，内外兼调，进行治疗。

韦贵康教授从事中医骨伤科临床、教学、科研工作50余年，重点开展脊柱损伤性疾病、脊柱相关疾病与整治手法的研究，提出"脊督一体论""六不通、六通理论"等学术思想，在治疗脊柱相关疾病的中药治疗方面见解独到，功效显著。韦贵康教授在临床中，发现一部分颈椎病伴有血压异常（高血压或低血压）者，经采用颈椎手法治疗，其血压异常随着颈椎病的治愈或好转也恢复正常或改善，研究提示颈源性血压异常与颈椎病密切相关，临床称为颈源性血压异常。韦贵康教授及其团队进行了系统的临床及动物实验研究，揭示颈源性血压异常占据颈椎病6.7%，占据高血压人群19%~21.9%，高血压约为低血压的10倍。单纯采用颈椎手法治疗，近期的治愈率为50.6%，总有效率为88.9%，远期疗效巩固率为89.4%，复发率为10.6%。结合中药内服外治可有效治疗颈源性血压异常。

韦贵康教授认为血压异常可归属于中医"心悸""眩晕""头痛""颈痹""肝风"等范畴。颈源性血压异常以正虚为本，内风、痰湿、瘀血为标，失衡、浊留为病理关键，气机郁滞、经脉瘀堵（"不通"）为基本病机。颈源性血压异常是由体质、情志、饮食起居等多种因素导致肝肾亏虚、脾阳不振、痰湿壅盛。《黄帝内经》云"诸风掉眩皆属于肝"。肝为刚脏，体阴而用阳，喜条达，藏血主筋，易受情志所伤，忿怒抑郁，易动肝阳而伤肝阴，表现为阴常不足、阳常有余。肾水生肝木，肝木克脾土，而脾为后天之本、气血生化之源，故饮食不节，伤及脾胃，亦可导致肝肾不足，筋骨失养；起居不当、劳逸不适，伤及经络气血、督脉筋骨，进而导致血压异常;且人体通过经络外连肢节、内接脏腑,内外病相互传达,导致脏腑功能失调,阴阳失衡,气机郁滞,气血不通,经脉阻塞,肝脾肾功能异常,故而发病。从整体观出发,分析了颈源性血压异常临床中常见的 6 种不同程度临床表现,即"不正不通、不松不通、不顺不通、不动不通、不调不通、不荣不通"的"六不通论",并结合临床实践得出了"正则通、松则通、顺则通、动则通、调则通、荣则通"的"六通论"。

在临床中,颈源性血压异常往往容易被忽视或认识不足,多数患者以普通的高血压或血压偏低、慢性疲劳综合征等来进行治疗,但临床症状与血压调整效果不同步,因此常被误认为降压药效果不好而不断更换降压药。韦贵康教授指出,该类患者的治疗重点应在颈椎病理的处理上,而不是一味依赖降压药物。本病的发病机制在内为七情内伤,肝肾脏腑功能紊乱,正气受损;在外为急慢性颈项筋骨关节劳损,感受六淫邪气,致颈项部经脉痹阻,气血瘀滞,气血不能上荣于头面清窍,气机不能条达,经络内外相连之功能受损,肝肾脏腑功能失和而发病。通过几十年的临床经验和总结,韦贵康教授创立了一套以"六不通论"和"六通论"辨证论治为指导,以顺生理、反病理的"理筋、调骨、对症"三联手法为主要治疗方法,适当配合中医药治疗,以达"六通论",且在颈源性血压异常的临床治疗上取得了良好的治疗效果,为颈性血压异常的诊断和治疗提供了重要依据和方法。

中药内服、外敷:有诸形于内必形于外,而外之伤必传达至内,情绪异常与机体不适感有密不可分的关系,改善机体症状利于情绪稳定,情绪失稳也会催生机体不适。内服中药重在扶正逐瘀,以通为用,亦临证变化,本病从肝火者多实,从肝阳、肝风者多虚,用药宜柔、宜养、宜和、宜降,才能起到调和脏腑的作用。故内服中药多用活血补益解郁、健脾利湿、镇静之药,如丹参、田七、龙骨、郁金、藏红花、花旗参;重调肝脾肾,如川牛膝引血下行,益母草活血利水,两者相伍使肝阳下潜而不浮越于上;杜仲、桑寄生补益肝肾,夜交藤、茯苓宁心安神,为佐药;用药多以薄荷、木香、香附、素馨花、合欢花为主。注意辨证与辨病相结合,善于运用现代研究新成果,如血压高者加用天麻以降压,血压低者则加用升麻。以"六不通论"为指导,通过中药组方内服、外敷,调节体内气血运行,扶正祛瘀,疏通经络,使肢体脏腑得以濡养,气血津液生化循环顺畅,平复肌体不适,重建机体平衡。故在运用韦氏手法调理的同时,必以药物相配合,以达到双管齐下之功效。

一、内治法

根据本病的病理及临床特点进行辨证分型,韦贵康教授将颈源性血压异常主要分为以下4种类型加以辨证治疗。

1. 瘀结型

多为早期,颈部不适,血压波动,眼朦,眼胀,胸闷,上午重下午轻,食欲不振等,舌质淡或红,苔薄白,脉弦或涩。治宜行气活血散结,用四逆散加减(常用药:柴胡9g、白芍12g、枳实12g、甘草5g),加郁金12g、七叶莲9g、丹参18g、红花6g、田七6g等。

四逆散加减,疏肝解郁,调理气机。方中柴胡入肝胆经,升发阳气,疏肝解郁,透邪外出,为君药;白芍养血柔肝,敛阴,为臣药,与柴胡合用,以达到补养肝血,条达肝气的目的;佐以枳实理气解郁,泄热破结,与柴胡为伍,一升一降,既增舒畅气机之功,并奏升清降浊之效;与白芍相配,可理气和血,使气血调和;甘草则调和诸药,益脾和中。加郁金增强行气解郁,活血凉血之功效,本品既可入血分,又可入气分,入血分能行血凉血,入气分可行气解郁,常用于瘀血内阻,肝气郁滞所致病证,临床中孕妇慎用,不宜与丁香同用;七叶莲具有祛风活血止痛之功效,其现代药理学具有降血压、镇痛的作用,孕妇忌用;所谓"一味丹参散,功同四物汤",丹参活血止痛,祛瘀生新,作用平和,活血不伤正,是活血化瘀之要药,被广泛应用在各种血瘀证,尤宜于血热瘀滞,临床中注意不宜与藜芦同用;红花治血瘀证之常用药,善活血通经,又可祛瘀止痛,其现代药理学具降血压、改善血液循环的作用,临床中孕妇忌用,避免造成流产;田七具有散瘀止血,消肿止痛功效,温通入血,功善止血,有止血不留瘀,化瘀不伤正的特点,各种瘀血痛证,用之皆有卓效,临床中孕妇慎用。

2. 肝热型

颈部胀痛或困重,血压持续偏高,头痛,头晕,头胀,烦热,目赤,口苦咽干,尿黄,大便秘结,舌质红,苔黄而干,脉弦数有力。治宜清热平肝,用龙胆泻肝汤加减(常用药:龙胆草6g、黄芩9g、栀子9g、泽泻9g、木通6g、车前子9g、当归9g、生地9g、柴胡9g、甘草5g)。

方中龙胆草大苦大寒,既可泻肝胆实火,又可利肝胆湿热,泻火除湿,两擅其功,为此方君药;黄芩、栀子苦寒泻火,燥湿清热,能加强君药泻火除湿之力,为臣药;湿热之邪,则当利导下行,从膀胱渗泄,方中泽泻、木通、车前子可导热从水道而去;由于肝脏乃人体藏血之脏腑,方中苦燥渗利伤阴之品居多,故以当归、生地养血滋阴,使得邪去而阴血不伤;方中柴胡可舒畅肝胆之气,引药归于肝胆之经,尚有"火郁发之"之意;甘草则调和诸药,护胃安中。

3. 阴虚阳亢型

颈部疼痛或灼热感,血压偏高,头晕眼花,头重脚轻,耳鸣,烦躁易怒,口干,尿黄而少,舌质红,苔薄白或薄黄,脉细弦。治宜益阴潜阳,用六味地黄汤加减(常用药:熟地黄24 g、山萸肉12 g、山药12 g、泽泻9 g、牡丹皮9 g、茯苓9 g)、生脉散加减(常用药:人参6 g、麦冬12 g、五味子6 g),加七叶莲9 g、牛膝15 g、熟地黄10 g、龙骨30 g、牡蛎30 g、首乌15 g、勾藤12 g、菊花12 g等。

六味地黄汤方中重用熟地黄为君药,填精益髓,滋补阴精;山萸肉既可补养肝肾,又能涩精,为臣药;山药则脾肾双补,既补肾固精,又补养脾脏以助后天生化之源;君臣相伍,补肝脾肾,所谓"三阴并补"。因肾为水火之宅,肾虚则水泛,阴虚则火动,故佐以泽泻利湿泄浊,并防熟地之滋腻;牡丹皮清泄相火,并可制山萸肉之温涩;茯苓健脾渗湿,配合山药补脾健运,此三药合用即所谓"三泻",泻湿浊而降相火。全方六药,熟地滋补肾水,泽泻宣泄肾浊,山萸肉温涩肝经,丹皮清泻肝火,山药可收摄脾经,茯苓淡渗脾湿;补泻兼施,泻浊有利于生精,降火有利于养阴,诸药滋补肾之阴精而降相火。生脉散用人参为君药,大补元气,并能止渴生津,同时臣以麦冬甘寒养阴,清热生津,且润肺止咳,两者相伍,其益气养阴之功益著。五味子与之配伍,则可补固正气,收敛阴津,一补一润一敛,共成益气养阴。加七叶莲具有祛风活血止痛之功效,改善颈部疼痛不适,另外其现代药理学具有降血压的作用;牛膝活血祛瘀之力强,又善利尿痛淋,导热下行,以降上亢之阳、上炎之火、上逆之血,同时制用则可补益肝肾,强筋健骨,通血脉,利关节,可"引诸药下行",临床常用作于引经药,孕妇、月经过多者忌用;龙骨生用质重镇潜,长于镇惊安神,平肝潜阳,肝阳上亢常用,为重镇安神之要药,煅后则可收敛固涩;牡蛎善治阴虚阳亢,头晕目眩之证,可益阴潜阳,软坚散结,收敛固涩,制酸止痛,为平肝潜阳之要药;首乌功善补血滋阴,益精填髓,为滋补肝肾阴血之要药;钩藤善于息肝风、平肝阳,为治疗肝风内动,肝阳上亢之头痛、头晕的常用药;菊花清热解毒,凉血消肿,可散肝经风热,泻肝火,平抑肝阳。

4. 气阴两虚型

颈易累,血压偏低,少气懒言,心悸,口干,畏寒,肢冷,舌质淡,苔少或无苔,脉细弱。治宜益气养阴,用双黄升麻汤加减(常用药:黄芪 20 g、黄精 12 g、升麻 6 g),加葛根 12 g、党参 12 g、太子参 12 g、熟地黄 12 g、川芎 12 g 等。

双黄升麻汤是韦贵康教授临证多年的经验用药,黄芪既善补益脾肺之气,有"补气之长"的美誉,又善升举阳气,常用于脾肺气虚诸证;补气同时又可升发外达之性,而能实卫固表以止汗;补气能生血,摄血,行津,常用于气血两亏证;与黄精配伍可增强补气养阴之功,健脾,润肺,益肾。由于气阴两虚的颈源性血压异常患者临床常见血压偏低,故韦贵康教授在临证中常加升麻,其性轻浮上行,既能升散,又能清泄,善引清阳之气上升,升举阳气,为升阳举陷之要药,临床可有效改善低血压。加葛根能解肌退热,头发麻疹,可缓解外邪郁阻,经气不利,筋脉失养所致颈背强痛,同时甘凉清热之中,又可鼓舞脾胃清阳之气上升,生津止渴,升阳止泻,生用常用于退热、透疹、生津、退热,升阳止泻宜煨用;党参多治疗脾肺气虚证及气津两伤证,气血双补不宜与藜芦同用;太子参益气健脾,生津润肺,对于气阴不足之轻证,火不盛者多用,小儿常用,临床不宜与藜芦同用;熟地黄功善补血滋阴,益精填髓,为滋补肝肾阴血之要药,凡血虚、肾阴虚及肝肾精血亏虚所致者用之皆宜;川芎能上行巅顶,下走血海,旁通四肢,为"血中之气药",具有良好的活血行气、祛风止痛之效,所谓"头痛不离川芎",本品可上行头目,治疗各种头痛病证,通达气血,祛瘀生新,补而不滞,孕妇慎用。

二、外治法

可选用热敷、熏洗、擦剂等治疗。外敷:韦贵康教授经验方为三棱、莪术、路路通、桂枝、防风、艾叶各 40 g,将其打碎研磨,适度加热后外敷于颈肩部。通过中药内服外敷,调节体内气血运行,扶正祛瘀,疏通经络,使肢体脏腑得以濡养,气血津液生化循环顺畅,平复肌体不适,重建机体平衡。

附:临证病案

黄某,男,40 岁。于 2009 年开始出现头晕、头痛、颈累症状,确诊为高血压,服降压药未见明显疗效。近年来症状加重,伴多汗、眼朦。就诊时,血压 162 / 102 mmHg;颈活动受限,颈肌痉挛,第 1～第 3 颈椎两侧压痛,第 2、第 3 颈椎棘突偏左,臂丛牵拉试验(-),位置性眩晕(+);舌红有瘀点,苔薄白,脉弦。X 线检查示:颈曲稍变直,第 2、第 3 颈椎棘突接近吻合。心电图检查示:窦性心动过缓。血脂、尿常规及眼底检查未见明显异常。诊断为颈椎综合征(颈性高血压)。根据"六通论"辨证治疗 1 次后头晕稍减,血压下降为 132/80 mmHg。但再次来诊时,血压仍为 160/100 mmHg,调整手法治疗为 2 日 1 次,并同时进行每日 1 次中药外敷。治疗最初 2 周,患者血压为 132~140/80~92 mmHg,其后血压稳定于 128~130/78~82 mmHg。总疗程为 30 日。3 个月后随访,疗效巩固,能正常工作和参加重体力劳动,血压 126/78 mmHg。6 个月后随访,疗效巩固,无胸闷、心悸等不适症状,颈部症状基本消失。

参考文献

[1] 韦贵康.颈椎旋转复位法治疗颈性血压异常 37 例初步观察[J].广西中医药,1978(1):11-14.

[2] 贺俊民,陈忠和,韦贵康,等.刺激兔颈交感神经节及椎动脉对血压影响的实验观察[J].中国骨伤,2000(3):16-18.

[3] 韦贵康.颈椎性血压异常发病特点与中医治疗[J].广西中医学,1999(4):38-40.

[4] 韦贵康,陈忠和,贺俊民.手法治疗颈椎性血压异常的研究[J].中医正骨,1991(3):1-3+50.

[5] 陈忠和,李昌仪,韦贵康.114 例高血压与颈椎病关系的调查(附 92 例临床表现与手法治疗效果观察)[J].广西中医药,1982(2):17-19.

[6] 刘建航,韦贵康,徐志为,等.韦贵康教授"六不通论"和"六通论"诊治颈源性血压异常的临证经验[J].中国全科医学,2016,19(16):1972-1975.

[7] 汤显能,刘建航,韦贵康,等.韦氏手法联合天灸对慢性疲劳综合征患者疗效观察[J].辽宁中医杂志,2019,46(2):325-327.

第四节 / 颈性高血压针灸与理疗

一、针灸治疗

1. 概述

针灸疗法对于治疗颈性高血压效果更好。"针"即针刺,以针刺入人体穴位治病。它依据的是"虚则补之,实则泻之"的辨证原则,进针后通过补、泻、平补平泻等手法的配合运用,以取得人体本身的调节反应。"灸"即艾灸,以火点燃艾炷或艾条,烧灼穴位,将热力透入肌肤,以温通气血。针灸就是以这种方式刺激体表穴位,并通过全身经络的传导,来调整气血和脏腑的功能,从而达到"扶正祛邪""治病保健"的目的。

现代针灸治疗颈性高血压更是日益受到国内外学者的重视,多种穴位刺激法被用于此病中。

针灸治疗颈性高血压以局部取穴为主,随证(症)循经远近配穴,针刺颈部夹脊穴时,要掌握好针刺的角度和深度,行提插捻转手法诱导经气传感是取效的关键。配合电针可增强止痛效果,病久质寒可加灸法协同增效。久病入络可刺络拔罐祛瘀止痛。耳针按压可起防治作用,配合颈部活动可松解肌肉,解锁关节,缓解疼痛。

2. 针灸治疗原则

(1)阴虚阳亢型风阳上扰:平肝潜阳、清利头目,只针不灸,泻法。

(2)瘀结型痰浊中阻:健脾除湿,化痰通络,针灸并用,平补平泻。

(3)气血不足:补益气血,充髓止晕,针灸并用,补法。

(4)肝热型肝肾阴虚:补益肝肾,滋阴潜阳,以针为主,平补平泻。

3. 针灸治疗方法及选穴

(1)普通毫针

主穴:百会、风池、头维、太阳、绝骨、颈夹脊穴(双)。

分型:阴虚阳亢型风阳上扰,加行间、太冲、太溪,以滋水涵木,平肝潜阳。

瘀结型痰浊上蒙,加内关、中脘、丰隆,以健脾和中,除湿化痰。气血不足,加气海、血海、足三里,以补益气血,调理脾胃。肝热型肝肾阴虚,加肝俞、肾俞、太溪,以滋补肝肾,培元固本。

疗程:隔日针刺 1 次,留针 25 分钟,10 日为 1 个疗程。气血不足证型可以配合温针灸。

(2)小针刀:通过针刀松解颈部有关肌群,改善颈部肌群的力平衡失调,解除颈部肌肉、韧带、关节囊等产生的无菌性炎症对颈交感神经的刺激,降低交感神经的兴奋性。从而达到降低血压的目的,并解除颈性高血压产生的相关症状,如头痛、头晕、耳鸣、失眠、多梦、烦躁、易怒等。

治疗上,除常规的压痛点、瘢痕、条索、触击点、椎枕肌起止点外,颈 1~颈 3 横突后结节是治疗的要点。在治疗体位上,宜选取去枕侧卧位;在治疗模式上,宜选取单侧斜刺或快刺,或者双侧斜刺或快刺。术后强调整脊,恢复脊柱的力平衡,从根本上促进人体的健康恢复。通常术后患者血压快速恢复正常或较治疗前明显降低 10~20 mmHg。一般一周治疗 1 次,3 次为 1 个疗程。

对于颈前肌群病变引起的交感神经反射性兴奋,治疗上可以采用拉筋的方法,对病变的肌群,采取针对性的拉筋方法,解除肌肉的挛缩或者拉长,激活肌肉本身的平衡协调功能,达到治病的目的。

(3)三棱针:若病情剧烈时可取印堂、太阳、百会、头维等穴,三棱针点刺出血 1~2 滴。

(4)头皮针头针:取顶中线、枕下旁线,中等刺激,留针 20~30 分钟,每日 1 次。眩晕、头疼,顶中线为主。头痛加额中线;耳鸣加颞后线(双侧);烦躁加额旁 2 线(左);心悸加额中线、额旁 1 线(右);手指麻木加顶颞后斜线中 1/3(双侧)。

(5)耳针:耳针法是通过对耳郭特定区域(即耳穴)的观察(或检测)和刺激达到诊治疾病的一种方法。在针灸医学的各种刺灸方法中,耳针是较为独特的疗法。

耳针法有自己的刺激区,尽管集中在小小的耳郭上,但耳穴数量之多,仅次于体穴。特别是它还具有诊断、预防、治疗、保健四位一体的优点。应用耳部某些区域进行诊断和治疗疾病,起源于古代中国,但真正获得巨大进展,并形成一门较为完善的疗法,则是在现代。

主穴:耳尖放血,降压点(角窝上)、降压沟、心、额、皮质下、脑干、肝、肾、交感。耳尖放血需要在专业人员指导下进行。

配穴：头晕配枕穴、晕区；脾虚配脾穴；肝阳上亢配肝阳结节；烦躁配神门。

髓海失养配肾上腺、皮质下、枕、脑、神门、额、内耳；风阳上扰加肝、胆；痰浊上蒙加脾、缘中；气血不足加脾、胃；肝肾阴虚加肝、肾。每次取一侧 3~5 处穴，毫针中等刺激，留针 20~30 分钟；还可用王不留行籽贴压。

（6）穴位注射：选针灸处方中 2~3 穴，注入 5% 葡萄糖注射液或维生素 B_1、维生素 B_{12} 注射液、当归注射液，每穴 0.5 ml，每日或隔日 1 次。

4. 针灸注意事项

（1）针灸治疗本病效果较好，但应分辨标本缓急。症状急重者，先治其标；较轻或发作间歇期，注意求因治本。为明确诊断，在治疗同时，应测血压，查血色素、红细胞计数及心电图、电测听、脑干诱发电位、眼震电图及颈椎 X 线片等。如需要还应做 CT、核磁共振检查。

（2）症状发作时，令患者闭目，安卧（或坐位），以手指按压印堂、太阳穴等，使头面部经气舒畅，症状可减轻。

（3）针灸之后，最好休息一会，不要马上活动。休息的时间，根据患者的年龄，体质和病程严重程度决定，通常年龄越大、体质偏虚、病程偏重的患者最好能够休息至少一顿饭的时间比较好。

（4）针灸之后，针刺部位针孔要注意保持清洁，避免感染，最好 2~3 小时以后再洗澡。

（5）针灸之后，特别是针刺加艾灸以后，因为经络气血运行比较快，毛孔张开，所以这个时候应该避免着凉，忌被风直吹或者洗冷水澡等。

二、理疗

1. 刮痧法

患者取坐位，充分暴露颈部皮肤，在需刮痧部位涂抹适量刮痧油，应避开皮损部位，由于肩部肌肉丰富，用力宜重，从风池穴一直刮到肩井穴，应一次到位，中间不要停顿；然后刮颈后天柱穴至大椎穴，分别由两侧向大椎穴刮拭，用力要轻柔，不可用力过重，可用刮板棱角刮拭，以出痧为度。刮背部膈俞穴，宜用刮板角部由上至下重刮 30 次，出痧。用力应以患者耐受度。

2. 拔火罐

患者取坐位或俯卧位，取玻璃罐，先取一个 95% 酒精棉球，拧干以防止酒精滴落灼伤患者,点燃后先把罐烧一下,造成里面缺氧形成负压,然后迅速拔到颈部的位置。一般拔罐的位置在颈部,正中和两侧都可以,把根据患者的承受能力和疼痛的范围,如果疼痛范围大,还可以拔肩部的位置,也可以在风池穴、大椎穴以及天宗穴、肩井穴等穴位进行拔罐,通过拔罐可以改善局部的循环,可以消除局部的炎性物质,拔火罐要注意两天内避免受风、着凉。该治疗方法属泻法,不应长期使用,1~2次即可。

3. 仪器治疗

患者取仰卧位,将治疗头分别插入相应的输出插孔,接通电源,并打开电源开关,用生理盐水清洁治疗部位皮肤,把治疗头和专用药垫固定在治疗部位,设置药透强度、超声强度、超生治疗时间,设置中医治疗模式和时间,疗程为5次左右,每次约30分钟,根据患者耐受力调节频率和时间。两电极不可同时置于心脏前后,有出血倾向、急性化脓性炎症局部、恶性肿瘤局部、心脏起搏器等体内电子植入设备的患者、孕妇下腹部、合并重度高血压、重度心肺功能不全、重度心律失常、肝肾、造血系统等严重原发性疾病禁用。

第五节／颈性高血压功能锻炼

韦贵康教授在 50 多年临床科研、教学工作中,总结出一套实用有效的颈椎病功能锻炼,治疗配合功能锻炼有助于颈椎病的防治和康复。

一、功能锻炼作用

(1) 松解神经根的粘连以及硬膜囊与后纵韧带的粘连,维持硬脊膜在椎管内的活动性,调整椎间小关节的紊乱,改善神经根和病变组织的位置关系,解除神经根或血管的压迫和刺激。

(2) 增加了骨的代谢,使骨骼的有机成分增加、无机成分减少,使骨的强度、韧性增加,缓解骨质的退变。

二、功能锻炼原则

(1) 功能锻炼应以自动为主,被动为辅;宜尽早进行,并贯穿治疗的整个过程;宜循序渐进,由少至多,逐步加大,切忌急于求成,采用任何粗暴的被动活动,以免造成不必要的损伤;根据疾病不同的程度、性质、类型及整复后的稳定程度,决定功能锻炼的动作和方法;"顺生理,反病理",做有利于生理修复的活动,限制不利于病情好转的活动,当自觉疲惫时,宜停止练功,不需要强行坚持硬撑,否则将会适得其反;鼓励患者树立信心,发挥患者的主观能动性,坚持正常锻炼,积极配合后期康复。

(2) 颈肩部肌肉韧带的劳损是产生颈椎病的重要因素之一,对于颈椎病患者在经过正骨手法纠正解剖位移后,为巩固疗效,必须进行颈部功能锻炼,如"米"字功、"犀牛望月"功,以加强颈肩部肌肉韧带的力量,巩固颈脊柱的外平衡。

三、功能锻炼方法

颈椎病缓解后可进行以下的功能锻炼:取正立姿势,两脚稍分开,两手撑腰为预备姿势。每天锻炼 2~3 次,每次选择 1~2 个功法,每个功法做 5~8 遍,每次锻炼 8~10 分钟为宜。

1. 功法：犀牛望月（图 5 - 27）

此功法取站、坐、走等体位均可。

预备式：抬头、挺胸，军姿式站立，两脚开立，与肩齐宽，双手叉在腰部，目光向前平视。

抬头，颈部后伸，目向上看，尽力向上向后伸；回到正位（向前平视），头向右后（眼同步向右扫瞄）轻慢转动，尽力而为即可；再向左后转动之……重复以上动作，左右各 5~8 次后稍停；再将头向前伸和后缩各 5~8 次即可。每日行功 2~3 次均可，关键在于坚持。

注意点：要量力而行，不可急于求成；练习转动头颈时，要按左、右、前、后之先后顺序进行。

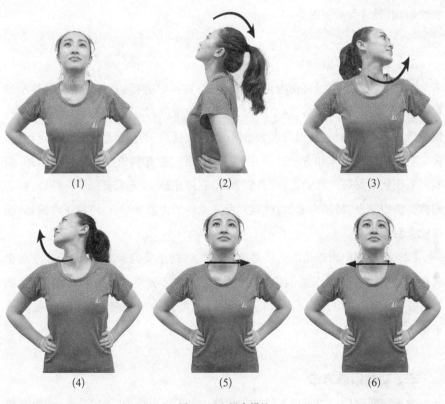

图 5 - 27　犀牛望月

2. 问号功(图 5 - 28)

头部前倾,下颌向内缩。从左至右做"?"转动,再从右向左做"?"转动,重复动作。

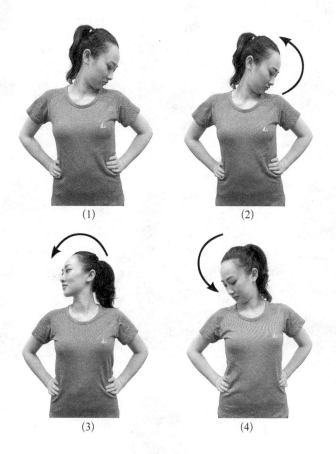

(1)   (2)

(3)   (4)

图 5 - 28　问号功

3. "风"字功(图 5 - 29)

头部前屈,下颌外突,按照"风"字的笔画顺序(丿乀丿丶),自左向右转动,"丿"由外下方转向内上方,反复进行。

4. "米"字功(图 5 - 30)

笔直站立,头部正常中立,首先进行"米"字的横笔动作;接着做"米"字的竖笔动作;接着进行四个点的动作,分别是左上、右上、左下、右下。

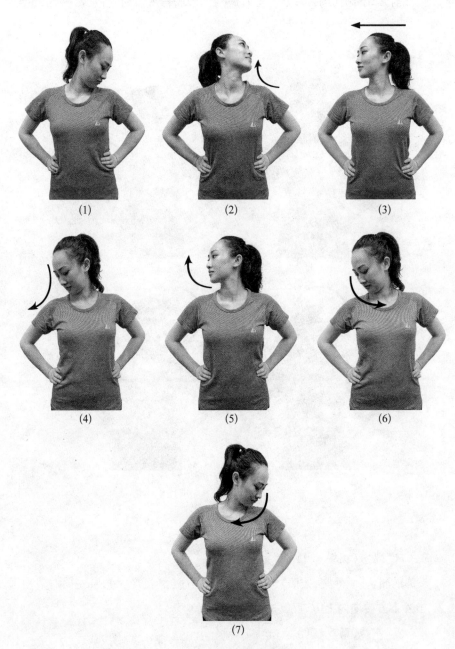

(1)　　　　　(2)　　　　　(3)

(4)　　　　　(5)　　　　　(6)

(7)

图 5-29　"风"字功

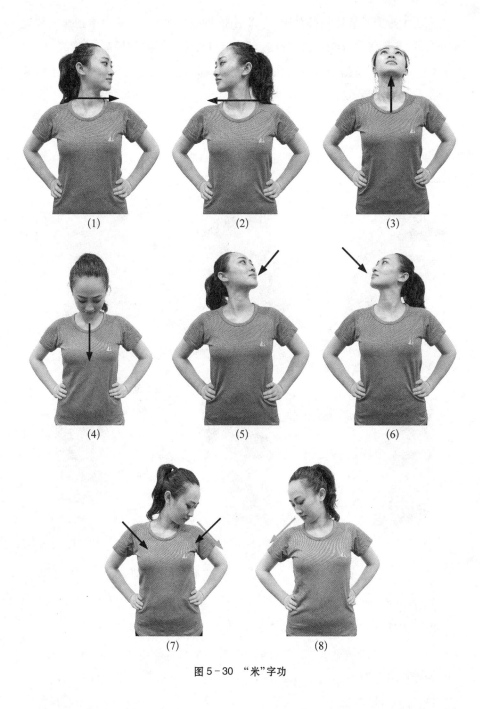

(1)   (2)   (3)

(4)   (5)   (6)

(7)   (8)

图 5-30 "米"字功

5. 抗衡功（图5-31）

双手十指交叉放置头部左侧，头部侧曲，向左拉伸头部；双手十指交叉放置头部右侧，头部侧曲，向右拉伸头部；双手十指交叉放置头部后侧，头部前曲，向前拉伸头部；双手十指交叉放置头部后侧，头部后曲，向后拉伸头部；双手托腮部，头部后伸，向后推拉头部；双手托住腮部，头部前伸，向前推拉头部。

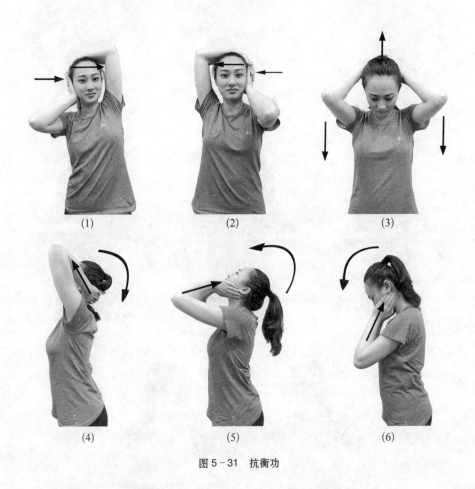

图5-31　抗衡功

6. 悬吊功（图5-32）

双手握杆，向上用力，两足跟离地，足尖离地；颈部前屈活动；颈部后屈活动；颈部向左侧活动；颈部向右侧活动；颈部左旋活动；颈部右旋活动。

颈椎病以劳损为多，治疗后易复发，针对这一特点，韦贵康教授非常重视治疗后患者的功能锻炼，常在手法后教习指导患者进行针对性的活动锻炼。如

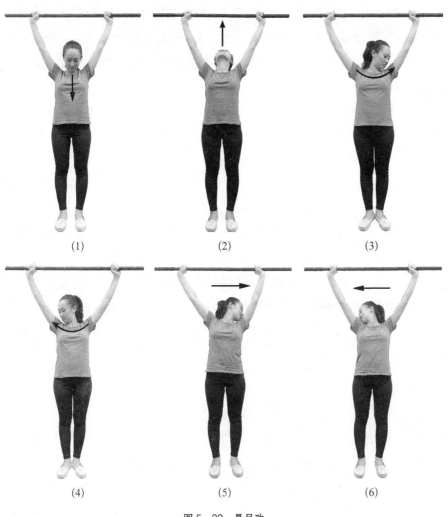

(1)　　　　　　　　(2)　　　　　　　　(3)

(4)　　　　　　　　(5)　　　　　　　　(6)

图 5-32　悬吊功

"米"字功、"犀牛望月"等,其目的就是扶正气邪,尽快促使组织愈合,功能恢复,防止复发。平时的保健应当积极地锻炼,但要避免过度疲劳,注意休息,改善改变不良的生活习惯等。实践证明,功能锻炼对于颈椎病的恢复确有良效,《吕氏春秋》有"形不动则精不流,精不流则气郁"的记载。合理的功能锻炼,能够推动气血流通,气机调畅,有利于病损的恢复,但锻炼必须持之以恒才能取得效果。

四、注意事项

(1)动作缓慢:锻炼的过程中注意动作的幅度和强度,尽可能地缓慢。锻炼时动作不要太过僵硬,因为颈部的肌肉、韧带等组织娇嫩,如果不慎,极有可能造成新的损伤,如果方式不正确或者强度太大,容易使颈部血管发生痉挛扭曲变形等现象,诱发或者加重脑供血不足,尤其是老年颈椎病患者,做颈椎功能锻炼时一定要柔和缓慢。

（2）身心放松：排除杂念,专心练习,怡然自得,对身心健康起到良好的调节作用,运动时颈部肌肉一定要放松,尽量不要用力,使肌肉各关节得到舒展,促进气血的运通,加快康复。

（3）持之以恒锻炼：锻炼不可急于求成,需要耐心和恒心,坚持每天锻炼1~3次,每次量力而行,以达到有效又安全的锻炼效果。

（4）自我功能锻炼中转头慎行小于160°,避免摇旋头部动作,以免造成颈部的损伤。

（5）在功能锻炼中,如果出现症状毫无好转或症状加剧,无明显诱因出现剧痛,或者是疼痛突然加剧,突然步态不稳,甚至头晕、跌倒等症状,应该及时停止练功。

第六章

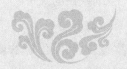

颈性高血压的护理

从颈性高血压的病理来看：是因颈椎劳损、退行性变、外伤等原因，使颈椎失稳及错位，产生无菌性炎症，直接或间接刺激颈交感神经节或椎动脉而引起血管舒缩功能紊乱，脑内缺血，从而导致的中枢性血压异常。随着颈椎病的发病率不断增高，出现头晕、心慌、头昏沉等症状，甚者出现耳鸣耳聋、胸闷心慌、眼干眼涩、失眠健忘等症状。所以我们临床护理中着重于对颈椎病的护理。

一、整体护理评估

（1）评估健康史：起病年龄和病情的进展情况，职业特点和其他诱发因素等。

（2）评估患者病程长短、对疾病的认知程度以及生活自理能力。

（3）评估患者颈部疼痛或放射痛的性质、部位；患者四肢的感觉、运动和神经反射情况；患者有无头痛、眩晕、胸闷心慌、失眠健忘等症状的发生。

（4）评估心理、社会支持状况：包括患者及家属对该病的认识、心理状态，有无焦虑及焦虑的原因；家庭及社会对患者的支持程度等。

（5）了解 X 线、MRI 检查结果，用以判断病情，选择更为合适的治疗和护理措施。

（6）评估患者睡眠情况：包括睡觉用枕、日常饮食、精神状况等。

二、护理措施

（一）心理护理

颈性高血压一般治疗时间较长，大多数患者发现自己血压高后都是先考虑药物治疗，反复药物治疗后血压不下降才找骨科或推拿科看，反反复复时间长，容易产生焦虑、烦躁等心理，向患者介绍治疗成功的病例，帮助患者排除情绪因素干扰，减轻患者心理负担；注意观察患者的情绪变化，耐心与其沟通交流，解答其疑惑，疏导其不良情绪；有针对性地向其讲解颈性高血压的相关知识，并向其介绍中医推拿、颈椎牵引和中药热敷的治疗效果及注意事项；鼓励其树立战胜疾病的信心，克服急躁情绪，保持积极乐观的心态，主动配合治疗，以取得更好的治疗效果。

（二）病情观察

（1）注意观察病情变化，是否有焦虑、烦躁、悲观情绪。

（2）观察颈部及肢体活动情况,是否有麻木感及活动受限,触压时是否有压痛。

（3）降压药应在密切监测血压的情况下应用,若患者收缩压在160 mmHg以上,应正规应用降压药,若患者有高血压又有颈椎病,收缩压在160 mmHg以下者,治疗颈椎病的同时可停服降压药或减量,以便观察是否为颈性高血压,但必须严密观察病情。每日测血压1~2次,且如实告诉患者,取得患者合作,以防意外和医疗纠纷。

（4）做好患者治疗前、后血压的测量及记录,注意观察治疗前后血压的变化与颈部症状关系,对治疗和护理中每一个阶段性效果进行评价、总结。

（5）血压过高或过低者应及时告之医生,并遵医嘱给予适量降压药或相应处理,并随时观察记录血压变化情况。

（6）鼓励患者坚持颈椎病的治疗,密切监测血压,避免因血压增高所致的脑血管疾病。

（7）行颈椎牵引者,应注意患者的血压变化;牵引过程中应注意患者的呼吸状态。

（三）用药护理

（1）指导患者正确服用降压药,在治疗颈椎病同时密切观察监测血压,并根据患者具体情况减量或停用降压药。

（2）中药治疗颈椎病时,中药应温服、饭后服,注意药效及有无药物反应。

（3）外用中药烫敷时,注意温度不能太高,防止血压升高或烫伤;观察有无过敏,如有药物过敏应停止使用并报告医生处理。

（4）服用非甾体消炎药,应饭后服,并注意保护胃黏膜。

（四）饮食护理

（1）饮食要有节制,要有规律,要合理搭配,以清淡易消化为主。

（2）限制钠盐摄入,每天应低于6 g,尽量少吃腌熏食物如咸鱼、咸肉、咸菜等。

（3）宜进食补肝肾之品和含钙较高的食物如鱼、虾、牛奶、瘦肉、排骨;防止血管硬化作用的食物如山楂、黑木耳、黑芝麻、香菇、洋葱、茶叶、蜂蜜等,多食用新鲜蔬菜、水果,多饮水,以保持二便通畅,并鼓励患者忌辛辣食品。

（4）减少脂肪摄入,少食肥甘厚腻食品,少食动物脂肪、动物内脏等。

（5）补充适量蛋白质及高碳水化合物、高维生素食物，增强机体抵抗力。

（6）戒烟戒酒，控制体重等。

（五）颈椎牵引护理

（1）保证正确有效的颈椎牵引，解除机械性压迫，缓解颈部肌肉痉挛和疼痛；通过牵引限制颈部的活动，有利于损伤组织充血、水肿的消退和修复。

（2）颈椎牵引可行卧位牵引和坐位牵引。症状较重者，需卧木板床上进行牵引，颈部体位与睡眠体位原则一致，在头部系好牵引带，重量一般2~3 kg，一般牵引3~4周为1个疗程。选择坐位牵引时，患者应取坐位，将腰背部靠近牵引架，为患者带上枕颌牵引带并调整好松紧度，牵引重量一般从1.5~2 kg开始，逐渐增加至5~10 kg。7~10次为1个疗程，一般可做1~2个疗程。

（3）牵引过程中注意牵引时的体位、位置及重量，保持牵引带松紧适度，坐位牵引时颈部要保持舒适的垂直或略后伸位，并及时观察患者牵引过程中的反应，如是否有头晕、恶心、心悸等，有不适反应，一旦发现患者出现不适，医者应当及时处理。

（六）日常生活护理

1. 选择合适的床和枕头

床和枕头伴随着每一个人度过一生中约1/3的时光，甚至有些人会比这个时间更长。床、枕头是保证脊柱休息不可缺少的卧具。一般建议选用硬木板床为卧具，不能习惯者可在硬板床上垫一床棉胎，能保持脊柱的平直也可稍加舒适度，其次可以选棕榈床。枕头的高矮、大小尺寸与每个人的胖瘦、肩的宽窄、颈的长短有关，以使用者感到舒适为佳。正常人仰卧位枕高6~12 cm，一般来说，仰卧时的枕头高度与自己的拳头竖起高度一致。侧卧时的枕头高度与自己的一侧肩宽长度一致为适。仰卧位时，枕头的下缘最好垫在肩胛骨的上缘，不能使颈部落空。枕头以柔软、有弹力，适当支撑力为宜，如木棉枕、乳胶枕、记忆枕等都是不错的选择。卧姿对颈椎的健康也有很大影响，以仰卧位平躺最佳，侧卧位次之。

2. 生活指导

（1）颈部保暖：颈部受寒冷刺激会使肌肉血管痉挛，加重眩晕等症状。在秋冬季节，患者最好穿高领衣服或佩戴围巾；夜间睡眠时应注意防止颈肩部受凉；炎热季节，空调温度不能太低，避免长时间直吹空调或风扇导致疾病复发甚至加重。

（2）姿势正确：颈椎病的主要诱因是工作学习的姿势不正确，良好的姿势能减少劳累，避免损伤。低头或头颈处于某一姿势时间过长，形成慢性劳损，会破坏以颈椎为主的脊柱内外平衡，从而继发一系列症状。最佳的伏案工作姿势是颈部保持正直，微微地前倾，不要扭转、倾斜、过度前倾等；不宜将头靠在床头或沙发扶手上看书、看电视。

（3）避免损伤：颈部的损伤也会诱发本病，除了注意姿势以外，乘坐快速的交通工具，遇到急刹车，头部向前冲去，会发生"挥鞭样"的损伤，因此，要注意保护自己，特别是颈椎的保护，不要在车上打瞌睡，若需要在乘车时睡觉，应当先系好安全带，戴好护颈套，将整个上身靠在椅垫上，以免脊柱造成不必要的损伤；进行体育项目时由于活动激烈风险加大，更要避免颈椎损伤；颈椎病急性发作时，颈椎要减少活动，尤其要避免快速的转头，必要时可以戴上颈托保护颈椎。

（4）咽喉部炎症和上呼吸道感染也是颈椎病的发病原因或诱因，防止上呼吸道感染及急慢性咽炎，日常需要做到预防感冒，禁烟限酒，减少患病的可能。

（七）功能锻炼

（1）原则：功能锻炼应以自动为主，被动为辅；宜尽早进行，并贯穿治疗的整个过程；宜循序渐进，由少至多，逐步加大，切忌急于求成，采用任何粗暴的被动活动，以免造成不必要的损伤；根据疾病不同的程度、性质、类型及整复后的稳定程度，决定功能锻炼的动作和方法；"顺生理，反病理"，做有利于生理修复的活动，限制不利于病情好转的活动，当自觉疲惫时，宜停止练功，不需要强行坚持硬撑，否则将会适得其反；鼓励患者树立信心，发挥患者的主观能动性，坚持正常锻炼，积极配合后期康复。

（2）颈肩部肌肉韧带的劳损是产生颈椎病的重要因素之一，对于颈椎病患者在经过正骨手法纠正解剖位移后，为巩固疗效，必须进行颈部功能锻炼，如"米"字功、"犀牛望月"功，以加强颈肩部肌肉韧带的力量，巩固颈脊柱的外平衡。

（八）辨证施护

1. 瘀结型

此型多见于早期，症见颈部不舒，血压波动，眼矇，眼胀，胸闷，上午重下午轻，食欲不振等。宜保持空气流通，环境整洁，注重活血化瘀，注意给予患者疏导,避免情绪产生抑郁感。饮食宜清淡易消化,少食多餐为主,多摄入新鲜果蔬,适当摄入祛瘀、活血、通络的食物,如薏苡仁、赤小豆、白萝卜、山药大米粥等,避免进食油腻生冷辛辣的食物。并结合拔火罐、推拿及口服行气活血散结中药汤剂等方式最终达到活络散结止痛的目的。

2. 肝热型

颈部胀痛或困重,血压持续偏高,头痛,头晕,头胀,烦热,目赤,口苦咽干,尿黄,大便秘结。宜保持空气流通,室温适宜,注意保持情志乐观、稳定,饮食宜清淡易消化食物如新鲜蔬菜水果及适当的瘦肉、蛋类、鱼类等,避免燥热辣及肥腻食物如油炸品、姜、辣椒等,注意休息,可以给予颈肩部刮痧、拔罐、推拿及口服清热平肝中药汤剂如龙胆泻肝汤加减。

3. 阴虚阳亢型

颈部疼痛或灼热感,血压偏高,头晕眼花,头重脚轻,耳鸣,烦躁易怒,口干,尿黄而少。宜保持空气流通,室温适宜,室内安静,注意保持心情舒畅、乐观、放松,减少被激怒现象。饮食以清淡为主,可适当食用淡菜、紫菜、莲子、藕、芹菜等以养肝阴,清肝热;苹果、梨子生津除烦;柑橘、金橘、萝卜理气化滞解郁;黑木耳、海带等具有辅助降压作用;副食可选用优质瘦肉、粗粮、蜂蜜等;避免肥腻厚味、燥热食物如葱、姜、蒜、辣椒等,忌暴饮暴食。保证充足的睡眠时间,起居规律避免熬夜,适当进行体育及功能锻炼;可以给予颈肩部刮痧、拔罐、轻柔推拿;口服育阴平肝中药汤剂,用药后注意观察心率、血压及颈椎病症状的变化。

(九)颈性高血压与一般高血压不同点

(1)早期血压多呈波动,发作期常与颈部劳累损伤有关。当患者出现颈后部疼痛、头痛或头晕等颈椎病症状时,血压升高;头颈部症状缓解后,血压亦随之降低。

(2)降压药对颈性高血压多不敏感,而针对颈椎病的治疗后,血压改善效果显著;随之颈椎病情况的改变,血压基本趋于稳定。

(3)动态血压监测显示,接受颈椎推拿手法、颈椎牵引治疗后,患者血压下降 20~30 mmHg,治疗间歇期血压有可能又会升高。

(4)高血压发生之前,相当长时间内出现低血压或血压波动的情况。患者会出现头昏、头晕,记忆力减退、全身无力等症状。

(5)高血压与椎体不稳或脱位程度有关,即椎体脱位越大颈椎越不稳,高血压越严重,但与骨质增生程度不一定完全一致。因为在某种程度上,骨质增生增强了脊柱的稳定性,减轻了机体异常增生物对于局部神经血管的影响。

(6)颈性高血压不是真正的高血压,是颈椎病表现出来的临床症状之一,治疗颈椎病症状缓解了血压也随之降低。

(7)有研究报道颈性高血压占颈椎病的 6.7%~18%,占人群高血压的 15.0%~21.9%。

(8)对于长期高血压,药物治疗血压控制不理想,家庭中又没有高血压的病史,症状发作有类似颈椎病特点的患者,应考虑找骨科或推拿科医生拍摄颈椎 X 线片或颈椎 CT 片,以排除颈椎病性高血压。

在颈性血压异常的临床诊疗过程中,应根据患者主证,予以辨证和内养、外调治疗。同时,要做到医患合作,医者尽心,患者用心,医生指导,患者协同,医患宣教,从而加强患者的健康意识,提升其自我认知,帮助其改变不良生活和工作习惯,并注意坚持合理饮食、适当运动、调摄情志。对于部分血压控制不佳的患者,可以从颈椎治疗入手,往往会有意想不到的效果。

三、中医特色护理技术

(一)治疗手法后护理

颈性高血压常有头晕头痛,实施治疗手法治疗后,适时休息,勿久坐,必要时佩戴颈托,以增加颈椎的稳定性。好的日常生活习惯是维持手法后良好疗效的重要措施。一是建立正确的姿势,纠正不正确的姿势和习惯,避免长时间的伏案或类似伏案动作,如工作、看书、上网、高枕等头颈部过度前倾前屈,对于长时间阅读如审校工作者,阅读时颈前倾 30°左右,长时间伏案工作应每半个小时放松一次,保持正确的睡姿及选择合适的枕头,防止颈肌疲劳、劳损;二是增加颈部肌肉适当锻炼。正确的颈肌锻炼可以缓解颈项部肌肉痉挛、维持或增加颈部血液循环畅通。指导患者做合适的功能锻炼。患者常因突然转头、坐下、站起发生眩晕头痛等症状,需指导患者建立良好的坐、站、睡眠及劳动姿势,抬头转头慢、坐下慢、站起慢。三是保证颈部温暖,避免颈部感受风寒,夏季避免空调冷风长时间直吹,也要避免在空调环境长久工作,秋冬季节穿高领衣服。

(二)针灸

有些患者需进行针灸治疗,对患者进行针灸护理,治疗前了解有无针刺禁忌证、有否饥饿、过度疲劳等情况,消毒患者针灸部位,做好心理辅导,尤其是首次接受针灸护理的患者,告知患者在针灸时可能产生钝痛或得气感,以使患者做好心理准备,提高耐受针刺的能力。如果条件允许,最好对患者进行卧位行针。针灸施行过程中,注意观察患者的情况,如进行电针治疗,要防止电流过强或过弱,询问其感觉,及时调节电流量。针灸后出针时用消毒棉签按压针孔,防止出血和血肿。如针灸部位疼痛,可适当按摩缓解不适,个别患者在行针过程中发生了晕针现象,则应立刻停止进针,并将针取出,给予患者适当的热水。针灸过程中密切观察患者情况。

(三) 中药烫疗

将加热后的药包置于患者疼痛部位,开始时首先采用雀啄法轻点皮肤,为点烫,动作轻快,停留短暂,不能在同一部位停留过久,以免造成局部烫伤;等烫药包温度下降到患者合适温度,可来回推滑或回旋运转,用力均匀,速度减慢,为滑烫,以患者能够耐受为度;后再将药包置于患者疼痛部位,8 分钟左右给予翻包,再停留 8 分钟后撤换。每次烫疗时间 20 分钟,注意操作过程中避免烫伤。药包内药材根据使用频率每 7 日更换 1 次以保持药效,每次使用药包后对药包进行清洗消毒备用。

(四) 穴位按摩

穴位按揉是中医护理的特色和重点。针对患者的病情,选择或组合特定穴位,经过专业按摩技巧,达到活血化瘀,舒活筋络,调整阴阳,平衡内外,对患者的人体功能进行调整,不仅能够防止症状的进一步恶化,同时还能够对疾病进行有效治疗。护理人员指导患者保持坐位或其他舒适体位,找准患者所需要进行按揉的穴位,例如曲池(肘横纹外侧端,曲肘,肘横纹头处)、天宗(在肩胛部,当冈下窝中央凹陷处)、肩井(肩上,前直乳中,当大椎与肩峰端连线的中点上)、风池(项部,当枕骨之下,与风府相平,胸锁乳突肌与斜方肌上端之间的凹陷处)、外关(前臂背侧,当阳池与肘间的连线上,腕背横纹上 2 寸,尺骨与桡骨之间)等,一般手法为推、拿、揉和按等,需要注意按摩的手法和力度,按摩的时间以每次20 分钟为宜,每日 1 次。

(五) 刮痧

中医学认为,气滞血瘀是多种疾病的特征,而"痧点"的表达及消退可以开通腠理、疏通经络,缓解与气滞血瘀有关的疾病的疼痛。刮痧前要询问患者的情况,是否处于经期与怀孕情况,如果有出血倾向或者皮肤严重过敏等情况,或处于饥饿、醉酒与饱胀情况,不适宜进行刮痧。

步骤:① 准备好刮痧工具,检查刮痧板是否光滑流利。② 患者选取俯卧位,依据患者体力来决定刮痧力度,体弱者刮痧的速度与力度需要缓慢而轻巧,体壮者则重沉持续,对于筋结处可多刮。③ 出痧后,嘱咐患者在 6 小时内禁止洗澡。④ 在患者出痧后有皮肤发热感与疼痛感属于正常反应,通常情况下可以在 3~6 日时间自动消除。

第七章

颈性高血压研究基础

　　韦贵康教授自 1976 年以来,逐步开展了对颈椎病伴有血压异常(包括高血压和低血压)的系列研究,在国内首次提出了"颈椎性血压异常"病名,并通过动物实验和临床试验,阐述了"颈椎性血压异常"的发病机制,规范了"颈椎性血压异常"的手法操作,完善了"颈椎性血压异常"的中医临床治疗方案,取得了丰硕的学术成就,韦贵康教授的"颈椎病伴有血压异常"研究,前后跨度 40 余年,历经四个阶段,主要包括临床试验、动物实验、推广应用和理论总结,先后取得省部级科研成果 9 项,发表相关论文 17 篇,出版专著 8 部,填补了中医药治疗"颈椎性血压异常"的理论空白,这些成果、论文、著作共同构成了"颈椎病伴有血压异常"的系列研究的研究基础。

一、研究阶段

　　韦贵康教授 1976 年在中国民航医院门诊进修的时候,敢于打破常规,运用旋转复位手法治疗一位颈痛合并高血压的患者,治疗后,患者的颈痛得到了明显缓解,同时,患者的血压也恢复正常。这件事使韦贵康教授认识到了两种脊柱相关病——颈椎病以及高血压,在当时还没有相关手法治疗高血压的记载,而韦贵康教授这一举动却是医学领域内的一个新发现。1976 年韦贵康教授从北京回来后,采用旋转复位手法治疗颈椎病过程中,发现一些伴有血压异常(高血压或低血压)的颈椎病患者随着颈椎病的治愈或好转,其血压异常也恢复正常或改善,进一步揭示有些患者血压异常与颈椎病有关,这在国内外文献中尚无系统的报道,遂暂时拟名为"颈椎性血压异常",并组成团队开展了以此为医学技术的研究课题,并根据工作开展情况,把研究分为了四个阶段进行。

　　1. 第一阶段(1976—1978 年)

　　这一阶段主要是临床初步观察,此时开始偶然发现手法治疗伴有血压异常的颈椎病,一部分血压异常可随颈椎病的改善收到相应的疗效,当时主要是以诊断治疗来确定颈椎性血压异常,总结出了"旋转复位法治疗颈性血压异常 37 例初步观察"。

　　2. 第二阶段(1979—1983 年)

　　进行临床研究并成立软组织损伤研究室与专科门诊。研究内容主要有三个方面。

　　(1)手法对伴有血压异常的颈椎病与血压正常颈椎病血压的影响。

（2）调查人群高血压与颈椎病的关系，血压异常在颈椎病中的发生率。

（3）观察手法治疗对颈椎病同时伴有血压异常、高血脂、眼底改变、脑血流图改变的疗效；观察结果写出"颈椎旋转复位法对血压影响的对照观察""114例高血压与颈椎病关系的调查""颈椎性血压异常123例临床表现及手法治疗效果观察"。

3. 第三阶段（1984—1986年）

继续进行临床研究，并予以推广应用，将成果通过办学习班或外出传授，推广到区内外一些单位包括中国香港、澳门地区以及新加坡等国家，写出"手法治疗颈椎病疗效观察与机制探讨"。

4. 第四阶段（1987—1989年）

主要是总结、提高、验证阶段。从三个方面进行：① 远期疗效随访。② 急性动物实验。③ 颈椎性血压异常病因、病理、诊断和治疗进行理论探讨，写出"旋转复位法治疗颈椎性高血压104例远期疗效观察""颈椎性血压异常动物实验观察（附50只家兔实验分析）""浅论颈椎性血压异常（讲义）"。为了攻克这个重点科学技术研究项目，韦贵康教授等人在动物上进行试验分析，他们先对纳入研究的家兔采用3.5%的戊巴比妥钠静脉麻醉，从股动脉测其血压，然后分离椎动脉、颈交感神经节。并将这些家兔分为两组做试验，一组用电刺激；另一组用牵拉或者压迫刺激（用橡皮条轻轻牵拉），或者用动脉血管夹夹住，刺激后记录血压。最后对这些数据进行统计分析得出：旋转复位手法治疗颈椎性血压异常有良好效果，而且证明了这些血压异常与颈椎病有关，故定名为"颈椎性血压异常"。此外，该研究把"颈椎性血压异常"分为中枢性的和外周性的血压异常，其机制是：血管运动中枢的低级部位在延髓网状结构，较高级的中枢在丘脑下部，更高级的中枢在大脑皮质的边缘叶新皮质。当颈椎有病损（尤其是上颈段），刺激颈交感神经（尤其是颈上神经节与颈下神经节），使颈内动脉神经与椎动脉神经兴奋性增高，致使丘脑下部的后部缩血管中枢与延髓外侧的加压区受到影响，不断发出异常冲动，使交感神经的兴奋性增高，血管平滑肌收缩增强，血管口径小，血流阻力大，导致高血压。此外，颈交感神经节有纤维发到心脏，形成心浅丛和心深丛，故当交感神经的兴奋性增高，心跳加快，冠状动脉舒张而导致血压升高；相反，当交感神经兴奋性降低，血流障碍，使脑缺血而影响丘脑下部的前部舒血管中枢与延髓内侧的减压区时，可导致低血压。由于血流的影响，右心室充盈量减低,心排出量减少而出现低血压。根据相关资料报道,脑内舒血管中枢的供血管口径比缩血管中枢的大,对刺激的反应后者比前者微感,所以临床中高血压的发生率比低血压的高。如颈椎病损发生在下颈段,可引起上肢交感神经与血管功能障碍,而致外周性血压异常,发生在一侧上肢,多为低血压。而手法的治疗机制在于纠正了颈椎的轻度移位,或解除了局部肌痉挛、改善了血液循环、消除炎症,从而缓解对颈交感神经节的病理性刺激,故出现了颈椎病的治愈也伴随着高血压病情的好转。

经过韦贵康教授等人孜孜不倦的努力,在1983年,该研究项目通过阶段技术鉴定并获广西科技成果奖;1991年,"旋转复位手法与治疗颈椎性血压异常疗效研究"(韦贵康为负责人)获国家中医药管理局中医药科技进步三等奖。撰写的"旋转复位法治疗颈椎性高血压104例远期疗效观察"获广西科协与全国传统医学手法研究会优秀论文奖,本研究情况《健康报》与《广西日报》作了报道。此外,撰写的《旋转复位法对血压影响的对照观察》一文被美国国家卫生研究院录用;其中一部分论文和一部分技术资料被推荐到香港展销,被选上参加国际学术会议,应邀到中国香港、新加坡作专题讲座和学术交流。

这一研究成果是医学领域内的创举,不仅为众多的患者解除了病痛,而且填补了当时相关的理论空白,这对当时医学的发展有着重要的意义。

二、研究成果

(1)"手法治疗颈椎性血压异常的研究",在1983年通过了省级技术鉴定和广西科技成果奖。

(2)"旋转复位手法与治疗颈椎性血压异常与疗效研究",在1991年获得国家中医药管理局中医药科技进步奖三等奖。

(3)"脊柱相关疾病中医诊疗技术的创新及推广应用",获得2014年广西科技进步二等奖。

(4)"脊柱相关疾病中医诊疗技术的创新及推广应用",获得2013年广西卫生适宜技术一等奖。

(5)"脊柱损伤性疾病与骨伤手法治疗研究",获得2005年广西科技进步二等奖。

(6)"脊柱损伤性疾病与骨伤手法治疗研究",获得2005年广西医药卫生适宜技术推广奖一等奖。

（7）"脊柱损伤性疾病科研成果在教学上的推广与意义"，获得1998年广西教学成果奖三等奖。

（8）"脊柱损伤疾病整治手法"，获得1990年全国第二届医学视听教材汇展评奖大会视听教材奖。

（9）"脊柱损伤性疾病整治手法研究与教学实践"，获得1993年广西优秀教学成果二等奖。

三、发表论文

1. 颈椎旋转复位法治疗颈性血压异常37例初步观察

韦贵康. 颈椎旋转复位法治疗颈性血压异常37例初步观察［J］. 广西中医药,1978(1)：11－14.

论文阐述了作者从1976年3月至1977年8月,在诊治的550例颈椎病者中发现伴有血压异常者50例,对其中的37例采用颈椎旋转复位手法为主的治疗后,颈椎病症状的改善,其血压异常也收到较好疗效。作者将这组患者暂名之为颈源性血压异常,并对颈性血压异常的发病原因尽心了分析。这是作者在学术界首次提出了"颈源性血压异常"这个病名。

2. 114例高血压与颈椎病关系的调查（附92例临床表现与手法治疗效果观察）

陈忠和,李昌仪,韦贵康.114例高血压与颈椎病关系的调查（附92例临床表现与手法治疗效果观察）［J］. 广西中医药,1982(2)：17－19.

论文阐述了韦贵康教授团队于1979年4～12月对114例高血压患者进行调查,发现有颈椎病症状和体征者92例,并采用颈椎旋转复位法对其治疗,治疗后,25例降压疗效显效,占治疗总数27.2%。同时还发现患者颈椎病症状疗效巩固者,其血压也日趋稳定;颈椎病症状复发者,血压也复升。作者认为,在"原发性高血压"患者当中,有一部分仍是颈椎病引起的血压升高（本组占25.2%）。作者把这类疾病命名为"颈性高血压"或"颈椎病性高血压"。

同时,作者在文中对颈性高血压发病原理进行了初步探讨,认为颈椎病导致血压升高的发病原理与以下几方面有关。

（1）椎-基底动脉系统供血不足：可由下列情况引起：① 椎动脉受刺激（或

受压)发生痉挛狭窄。它可因颈椎小关节的错位或增生的骨赘压迫或刺激椎动脉,导致椎动脉灌注率下降引起血压升高。② 颈部交感神经刺激而致椎动脉痉挛。由于颈椎小关节错位或增生的骨赘的刺激和压迫,造成局部肌痉挛和创伤性炎症反应,刺激颈交感神经导致。椎-基底动脉系统血管痉挛,血流阻力增加,影响延髓的正常供血。颅内血管感受器受刺激而使血管运动中枢兴奋性增高,引起血压升高。

(2)颈部反射异常:颈部病变或颈部软组织外伤患者,除可能因交感神经受刺激而致血管神经机能异常外,还可能由于颈部肌肉、韧带等的损伤及损伤后反应性水肿,干扰了颈部的紧张反射。这些病理冲动通过深部感受器,不断经神经后根传入,造成血管运动中枢功能紊乱。

最后,作者明确了手法治疗该病的适应证与禁忌证,确保了手法治疗该病的安全性、规范性。

3. 旋转复位法治疗颈椎性高血压 104 例——远期疗效观察

韦贵康,贺俊民,陈忠和. 旋转复位法治疗颈椎性高血压 104 例远期疗效观察[J]. 中医杂志,1988(12):53-54.

论文通过对颈椎性高血压 104 例进行了手法治疗并进行近期疗效评价和远期随访,104 例患者治疗后血压均恢复正常,主要症状消失。疗程最短 8 天,最长 2 个月。所有患者均获得远期随访,随访时间最短 1.5 年,最长 10 年 1 个月,平均 3.6 年。随访结果,疗效巩固,无复发者 79 例(占 75.9%);疗效基本巩固 14 例(占 13.5%),其中轻度复发 1~3 次,未作任何治疗处理。能自然平复者 6 例,轻度复发 1~3 次,间或配合服用降压药或手法治疗才能缓解者 8 例;复发 11 例(占 10.6%),其中 1 年内复发 4 例,2~3 年复发 5 例,4~5 年复发 2 例。

本组病例在近期疗效观察的基础上,通过平均 3.6 年的远期随访观察,疗效巩固与基本巩固率为 89.4%,说明旋转复位法治疗颈椎性高血压的近期疗效与远期疗效都是好的。

4. 手法治疗颈椎性血压异常的研究

韦贵康,陈忠和,贺俊民. 手法治疗颈椎性血压异常的研究[J]. 中医正骨,1991(3):1-3.

论文报道了手法治疗颈椎性血压异常的研究结果。作者通过临床观察和动物实验发现:临床中某些血压异常与颈椎病有关,其患病率约占颈椎病的

6.7%,占人群高血压的 15%～21.9%,低血压约占高血压的 1/10。通过运用旋转复位手法和理筋手法治疗颈椎性血压异常,取得了良好的临床治疗效果,同时确定了手法优选指征与禁忌证。文章探讨了颈椎性血压异常的发病原理和手法治疗的原理,初步认为颈椎性血压异常的发病机制有中枢性与外周性的区别,颈椎性血压异常是外伤或劳损(主要是慢性积累性损伤)等原因,使颈椎轻度移位或肌痉挛或炎症等局部改变,刺激颈交感神经节,使其支配的脑内血管运动中枢或上肢血管功能紊乱而造成中枢性的或外周性的血压异常。手法治疗在于纠正颈椎轻度移位,或解除局部肌痉挛、改善血液循环、消除炎症,从而缓解对颈交感神经节的病理性刺激,故收到良好的效果。该文对颈椎性血压异常的认识与诊治方面,开拓了新的思路与途径。

5. 脊柱损伤性疾病整治手法研究

韦贵康,陈小刚,黄有荣,等. 脊柱损伤性疾病整治手法研究[J]. 中国中医骨伤科,1996(4): 13－16.

论文阐述了脊柱损伤性疾病的特点,探讨了脊柱损伤性疾病整治手法的分类和操作方法,该手法包括脊柱或椎旁软组织炎变或痉挛及其神经、血管分布区域出现相应病症的手法和脊柱小关节错位及神经、血管分布区域出现病症的手法。阐述了反射法治疗头颈部损伤出现的功能障碍性病症(如颈交感神经型的头痛、耳鸣、高血压等病症)的具体操作方法。阐述了颈椎轻度错位所引起病症的手法包括单人旋转复位法、角度复位法、侧旋提推法的具体操作方法。这些手法是治疗颈椎病伴有血压异常的关键手法。

6. 手法治疗颈椎性高血压临床体会

周学龙. 手法治疗颈椎性高血压临床体会[J]. 广西中医药,1997(2): 9－10.

论文阐述了应用韦贵康等所报道的手法治疗“颈椎性高血压”,在操作上应遵循“稳”“准”“轻”“巧”四大原则,取得了显著效果。并发现:① 手法对颈椎病引起的Ⅰ～Ⅱ期高血压,病程在 5 年以内,并伴有自主神经功能紊乱者(如眩晕、恶心、咽部异物感,多汗或少汗等)疗效尤佳;② 对已采取颈部手法治疗后,偏高的血压仍无下降者,可配合膝顶法整复上段胸椎,偶可获得良好效果;③ 在采取手法治疗后,部分患者在血压下降的同时,偏高的血脂也有所下降,两者间的关系还有待于进一步的研究;④ 手法治疗效果的巩固与否,与患者的工作姿

第七章　颈性高血压研究基础

129

态、睡眠用枕以及颈项肌群的功能锻炼有关。

7. 颈椎曲度变化与退变关系的生物力学分析

韦坚,韦贵康.颈椎曲度变化与退变关系的生物力学分析[J].中医正骨,1999(3):9-10.

论文探讨了颈椎曲度变化与其退变的关系,通过选择 240 例不同性别、不同年龄段健康无症状的成人,拍摄颈部标准侧位片,以 Borden 氏法测量颈椎曲度并加以比较。结果表明颈曲是反映颈椎整体退变的指标,颈曲变化是一个阶段性的、复杂的、紊乱的过程,但它也遵循退变→代偿→退变的机制。

颈曲变化在相当程度上反映了颈椎退变的过程。它是颈椎受力异常的表现,又是颈椎最终整体失衡的先兆。因而维持颈曲正常状态是预防和治疗颈椎病变的重要环节。该论文探讨了颈椎曲度变化与颈椎退变的关系,在某种程度证实了通过手法恢复或改善颈椎曲度来治疗"颈椎性血压异常"理论的科学性。

8. 颈椎性血压异常发病特点与中医治疗

韦贵康.颈椎性血压异常发病特点与中医治疗[J].广西中医学院学报,1999(4):38-40.

论文探讨了颈椎性血压异常的发病特点及中医治疗,分别介绍了该病的病理特点、临床特点、诊断要点、中医分型与治疗。文章认为,该病是颈椎外伤、劳损、感受风寒湿邪、退变等原因,使颈椎间组织失稳或错位,或组织松弛、肌痉挛、炎症改变等诸因素,直接或间接刺激颈交感神经、椎动脉而引起脑内供血障碍,使脑内血管运动中枢功能紊乱而致中枢性血压异常。在治疗上,该病采用中医手法、药物等治疗,效果显著。手法治疗适应于有颈椎骨关节错位、肌痉挛、炎症改变等;药物治疗根据不同证型分型论治。同时,牵引疗法、针灸、理疗等可配合使用。

9. 刺激兔颈交感神经节及椎动脉对血压影响的实验观察

贺俊民,陈忠和,韦贵康,等.刺激兔颈交感神经节及椎动脉对血压影响的实验观察[J].中国骨伤,2000(3):16-18.

为了阐述"颈椎性血压异常"的发病机制,了解颈椎及其周围的软组织与颈椎性血压异常的关系,作者以 50 只健康大耳白兔为实验对象,暴露双侧颈前及颈后交感神经节和椎动脉,直接给予牵拉、压迫、电刺激,并用电动记纹鼓记录刺激前、后股动脉的血压变化。结果显示，压迫、牵拉刺激使兔的动脉血压变化较大，电刺激使动脉血压变化较小；颈前交感神经节被上述刺激后，血压呈上升趋势为主，同样的方法刺激颈后交感神经节后，血压呈下降趋势为主，以相同的刺激施于椎动脉后，血压呈微弱变化。作者认为，运用同样的刺激方法，施加于不同的部位，血压可呈上升或下降趋势的变化，该实验为临床实践提供了参考性依据，也为制作颈椎性血压异常的动物模型积累了参考性资料。

10. 改善颈曲对颈椎病椎-基底动脉弹性的影响

韦贵康，韦坚，陈锋，等.改善颈曲对颈椎病椎-基底动脉弹性的影响[J].中国医药学报,2002(7):410-412+448.

论文阐述了为探讨颈曲改变时颈椎病椎-基底动脉弹性的影响，采用随机分组的方法，将纳入者随机分为颈曲异常的颈椎病组（观察 1 组）、无颈曲异常的颈椎病组（观察 2 组）和健康组（对照组），每组 30 例。观察组施行手法治疗。分别观测观察组治疗前后与对照组颈曲值和椎-基底动脉血流血管阻力指数（IR）、血管搏动指数（IP），并对比各组 IR、IP 差异。结果发现，观察 1 组颈曲值明显小于对照组与观察 2 组，随治疗后获得改善，治疗前观察 1 组椎动脉的 IR、IP 均比对照组和观察 2 组高，治疗后它们较前明显降低，而基底动脉的 IR、IP 无明显差异。通过该试验证实，颈曲病变影响了左右椎动脉弹性，使血流阻力增加，对基底动脉无明显影响，手法治疗能减轻或消除椎动脉痉挛或狭窄，达到治疗效果。

11. 手法对颈曲改变的颈椎病患者椎-基底动脉血流速度的影响

韦坚，韦贵康，黄荣，等.手法对颈曲改变的颈椎病患者椎-基底动脉血流速度的影响[J].中国中医骨伤科杂志,2003(2):29-32.

论文阐述了颈曲与椎-基底动脉在颈椎病病理过程和康复过程中的相关关系。将纳入对象分有颈曲异常的颈椎病组（观察 1 组）、无颈曲异常的颈椎病组（观察 2 组）和健康组（对照组），每组 30 例。观察组施行手法治疗。观察对比观察组治疗前后与对照组的颈曲值和左椎动脉（LVA）、右椎动脉（RVA）、基底动脉（BA）的血流速度，并统计它们的相关系数。结果显示，观察 1 组的颈曲和 LVA、RVA、BA 的血流速度普遍低于对照组和观察 2 组，治疗后，颈曲改善，血流速度明显提高，观察 1 组的椎-基底动脉的血流速度与颈曲呈相关性。论文证实颈曲对椎-基底动脉有内在的致病作用。手法可以恢复颈曲形状，促进椎-基底动脉血流速度恢复正常。

12. 脊柱损伤性疾病诊治科研成果在教学上推广及其意义

陈锋,韦贵康,陈忠和,等. 脊柱损伤性疾病诊治科研成果在教学上推广及其意义[J]. 广西中医学院学报,2003(4):117-118.

论文以韦贵康教授团队研究血压异常与颈椎病关系和所取得的科研成果为例,启迪学生学习及科研思维的培养,如何在临床、科研工作中形成多科相互渗透,在边缘学科中寻找突破口的思维方法提供了有益指导。

13. 韦贵康治疗脊柱相关疾病经验探析

周学龙,王明杰,赵明明,等.韦贵康治疗脊柱相关疾病经验探析[J].辽宁中医杂志,2008(9):1300-1301.

论文阐述了韦贵康教授对脊柱相关疾病的病因病机、诊断、治疗、预防和调理进行了系统的研究。在治疗上融合中、西医两法两用,既突出了中医的特色,又与西医学相结合,以中医手法治疗为主,同时辅以中药内治法对脊柱相关疾病进行辨证分型分类治疗,在临床上得到突出疗效。形成了关于脊柱相关疾病治疗学理论体系。

14. 韦贵康教授治疗颈椎性血压异常经验

周学龙. 韦贵康教授治疗颈椎性血压异常经验[J]. 四川中医,2008(10):5-6.

论文介绍了韦贵康教授治疗颈椎性血压异常的经验,文章认为韦贵康教授对"颈椎性血压异常"的治疗,在诊断上详于查询,明于诊断;手法治疗讲究稳、准、轻、巧的有机结合和对症处理;药物治疗,侧重理气活血、化痰、开窍,并强调功能锻炼和避免不良作息。

15. 广西韦氏中医骨伤整脊流派的形成与发展探讨

张璐砾,周学龙,陈升旭,等. 广西韦氏中医骨伤整脊流派的形成与发展探讨[J]. 医学与哲学(人文社会医学版),2011,32(8):62-63.

论文阐述了韦贵康教授在临床实践中发现一些颈椎病伴有血压异常的患者,经颈部手法治疗后,患者的血压异常也随着颈部症状的消除而恢复正常或改善,提示一部分血压异常与颈椎病有关,经过反复论证,最后将此类血压异常定名为"颈椎性血压异常"。同时,开展了"颈椎性血压异常"的系列研究。韦贵康教授把"颈椎性血压异常"归属于脊柱损伤退行性疾病的"脊柱相关疾病"。这是韦贵康教授从中西医治疗骨折筋伤、内伤和骨关节疾病的医疗实践开始,后以脊柱损伤退行性疾病和脊柱相关疾病为主攻方向的标志性事件,也是广西韦氏中医骨伤整脊流派形成与发展的标志性研究成果。

16. 韦贵康教授"六不通论"和"六通论"诊治颈源性血压异常的临证经验

刘建航,韦贵康,徐志为,等.韦贵康教授"六不通论"和"六通论"诊治颈源性血压异常的临证经验[J].中国全科医学,2016,19(16):1972-1975.

论文总结了韦贵康教授对颈源性血压异常的认识和治疗临证经验。韦贵康教授认为,颈源性血压异常以正虚为本,内风、痰湿、瘀血为标,失衡、浊留为病理关键,气机郁滞、经脉瘀堵("不通")为基本病机。"不通"常见有6种不同程度临床表现,分别为骨关节不正、肌肉痉挛或粘连不柔、经络行走不顺、气血瘀滞不动、脏腑失和不调、皮肤失养不荣,即"不正不通、不松不通、不顺不通、不动不通、不调不通、不荣不通"的病理"六不通论"。围绕此观点,临床上多以"顺生理、反病理"的"理筋、调骨、对症"三联手法为主要治疗方法,适当配合中医药治疗,以达到"正则通、松则通、顺则通、动则通、调则通、荣则通"的"六通论",从而达到治疗目的。

17. 韦贵康:调骨理筋以通为用

论文发表于《中国中医药报》,2018年1月12日第4版。该文章阐述了韦贵康教授诊治颈椎性血压异常的临证经验。主要包括手法优选指征、常用的治疗手法、近期疗效、远期疗效、禁忌证等。

四、出版专著

(1)韦贵康.组织损伤与脊柱相关疾病[M].南宁:广西科学技术出版社,1994,9.

(2)韦贵康,王守东(美国),张俐.脊柱相关疾病学[M].北京:人民卫生出版社,2012,9.

(3)韦贵康.脊柱相关疾病与手法治疗[M].北京:人民卫生出版社,2005,1.

(4)韦贵康.手法医学与传统疗法研究新进展[M].南宁:广西科学技术出版社,1997.

(5)陈小刚,周红海.国医大师韦贵康骨伤手法临证经验录[M].北京:人民卫生出版社,2018,3.

（6）陈小刚.脊柱整治手法精粹（英汉双语）[M].北京：人民卫生出版社,2018.

（7）周宾宾,韦坚.韦氏脊柱整治三联手法精要[M].北京：人民卫生出版社,2018.

（8）韦贵康,安连生.图解脊柱整治三联手法[M].北京：人民卫生出版社,2012,9.

五、论文引用情况

1. 颈椎旋转复位法治疗颈性血压异常 37 例初步观察

通过中国引文数据库——中国知网检索发现,该论文被引用 9 次。其中,中国学术期刊网络出版总库引用 8 次,中国优秀硕士学位论文全文数据库引用 1 次。

2. 114 例高血压与颈椎病关系的调查（附 92 例临床表现与手法治疗效果观察）

通过中国引文数据库——中国知网检索发现,该论文被引用 9 次。其中,中国学术期刊网络出版总库引用 5 次,中国优秀硕士学位论文全文数据库引用 4 次。

3. 旋转复位法治疗颈椎性高血压 104 例——远期疗效观察

通过中国引文数据库——中国知网检索发现,该论文被引用 11 次。其中,中国学术期刊网络出版总库引用 9 次,中国优秀硕士学位论文全文数据库引用 1 次,中国重要会议论文全文数据库引用 1 次。

4. 手法治疗颈椎性血压异常的研究

通过中国引文数据库——中国知网检索发现,该论文被引用 19 次。其中,中国学术期刊网络出版总库引用 15 次,中国优秀硕士学位论文全文数据库引用 4 次。

5. 脊柱损伤性疾病整治手法研究

通过中国引文数据库——中国知网检索发现,该论文被引用 41 次。其中,中国学术期刊网络出版总库引用 32 次,中国优秀硕士学位论文全文数据库引用 7 次,中国重要会议论文全文数据库引用 2 次。

6. 手法治疗颈椎性高血压临床体会

通过中国引文数据库——中国知网检索发现,该论文被引用 10 次。其中,中国学术期刊网络出版总库引用 8 次,中国优秀硕士学位论文全文数据库引用 1 次,中国重要会议论文全文数据库引用 1 次。

7. 颈椎曲度变化与退变关系的生物力学分析

通过中国引文数据库——中国知网检索发现,该论文被引用 78 次。其中,中国学术期刊网络出版总库引用 43 次,中国优秀硕士学位论文全文数据库引用 26 次,中国博士学位论文全文数据库引用 5 次,中国重要会议论文全文数据库引用 4 次。

8. 颈椎性血压异常发病特点与中医治疗

通过中国引文数据库——中国知网检索发现,该论文被引用 37 次。其中,中国学术期刊网络出版总库引用 24 次,中国优秀硕士学位论文全文数据库引用 8 次,中国重要会议论文全文数据库引用 4 次,国际会议论文全文数据库引用 1 次。

9. 刺激兔颈交感神经节及椎动脉对血压影响的实验观察

通过中国引文数据库——中国知网检索发现,该论文被引用 72 次。其中,中国学术期刊网络出版总库引用 38 次,中国优秀硕士学位论文全文数据库引用 25 次,中国博士学位论文全文数据库引用 5 次,中国重要会议论文全文数据库引用 3 次,国际会议论文全文数据库引用 1 次。

10. 改善颈曲对颈椎病椎-基底动脉弹性的影响

通过中国引文数据库——中国知网检索发现,该论文被引用 14 次。其中,中国学术期刊网络出版总库引用 12 次,中国优秀硕士学位论文全文数据库引用 1 次,中国重要会议论文全文数据库引用 1 次。

11. 手法对颈曲改变的颈椎病患者椎-基底动脉血流速度的影响

通过中国引文数据库——中国知网检索发现,该论文被引用 22 次。其中,中国学术期刊网络出版总库引用 8 次,中国优秀硕士学位论文全文数据库引用 13 次,中国博士学位论文全文数据库引用 1 次。

12. 脊柱损伤性疾病诊治科研成果在教学上推广及其意义

通过中国引文数据库——中国知网检索发现,未找到相关引用数据。

13. 韦贵康治疗脊柱相关疾病经验探析

通过中国引文数据库——中国知网检索发现,该论文被引用 9 次。其中,中国学术期刊网络出版总库引用 5 次,中国优秀硕士学位论文全文数据库引用 2 次,中国博士学位论文全文数据库引用 1 次,中国重要会议论文全文数据库引用 1 次。

14. 韦贵康教授治疗颈椎性血压异常经验

通过中国引文数据库——中国知网检索发现,该论文被引用 5 次。其中,中国学术期刊网络出版总库引用 3 次,中国重要会议论文全文数据库引用 2 次。

15. 广西韦氏中医骨伤整脊流派的形成与发展探讨

通过中国引文数据库——中国知网检索发现,该论文被引用 3 次。由中国学术期刊网络出版总库引用 3 次。

16. 韦贵康教授"六不通论"和"六通论"诊治颈源性血压异常的临证经验

通过中国引文数据库——中国知网检索发现,该论文被引用 10 次。由中国学术期刊网络出版总库引用 10 次。

17. 韦贵康:调骨理筋以通为用

通过中国引文数据库——中国知网检索发现,未找到相关引用数据。

韦贵康. 在北京学习班偶然的发现与思考,解除了旋转复位法对颈椎病伴高压手法治疗的禁令。韦贵康. 旋转复位法治疗颈性血压异常 37 例初步观察,《广西中医药》,1978 年。韦贵康,曾祥发. 颈椎旋转复位法对血压影响的对照观察,《新医药学杂志》,1979 年。被美国卫生研究院录入该院资料库。

参考文献

[1] 韦贵康,贺俊民,陈忠和. 旋转复位法治疗颈椎性高血压 104 例远期疗效观察[J]. 中医杂志,1988,29(12):53-54.

[2] 韦贵康,陈忠和,贺俊民. 手法治疗颈椎性血压异常的研究[J],中医正骨,1991(3):1-3.

[3] 韦贵康. 颈椎性血压异常发病特点与中医治疗[J]. 广西中医学院学报,1999,16(4):38-40.

[4] 周学龙,韦贵康. 治疗颈椎性血压异常经验[J]. 四川中医,2008,26(10):5-6.

[5] 刘建航,韦贵康,徐志为. 韦贵康教授"六不通论"和"六通论"诊治颈源性血压异常的临证经验[J]. 中国全科医学,2016,19(16):1972-1975.

[6] 韦贵康. 软组织损伤与脊柱相关疾病[M]. 南宁:广西科学技术出版社,1994.

[7] 韦贵康,张志刚. 中国手法诊治大全[M]. 北京:中国中医药出版社,2001.

[8] 韦贵康,石印玉. 中医骨伤科治疗手法图解

（英汉对照版）[M].上海：上海科学技术出版社，2003.

[9] 韦贵康.脊柱相关疾病与手法治疗[M].北京：人民卫生出版社，2005.

[10] 韦贵康.脊柱与四肢软组织损伤治疗手法彩色图谱[M].北京：北京科学技术出版社，2006.

[11] 韦贵康,施杞.实用中医骨伤科学[M].上海：上海科学技术出版社，2006.

[12] 韦贵康.实用骨关节与软组织伤病学[M].北京：人民卫生出版社，2009.

[13] 张冰辉.韦贵康传奇人生[M].北京：中国中医药出版社，2011.

[14] 韦贵康,王守东,张俐.脊柱相关疾病学[M].北京：人民卫生出版社，2012.

[15] 韦贵康.养骨能救命[M].南宁：广西科学技术出版社，2013.

[16] 韦贵康,安连生.脊柱整治三联手法[M].北京：人民卫生出版社，2015.

[17] 韦贵康.我的中医之路[M].北京：北京科学技术出版社，2015.

[18] 韦贵康,刘建航,韦坚.薪火相传[M].北京：北京科学技术出版社，2016.

[19] Wei Guikang. Spine-Related Diseases[M]. Santa Monica：Golden Peach publishing LLC，2006.